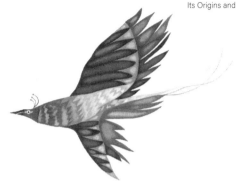

Open Dialogue

Its Origins and Relation with Contemporary Philosophy

オープンダイアローグ
思想と哲学

石原孝二・斎藤 環［編］
Kohji Ishihara and Tamaki Saito

東京大学出版会

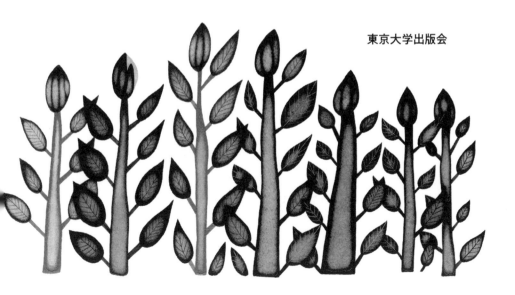

Open Dialogue
Its Origins and Relation with Contemporary Philosophy
Kohji ISHIHARA and Tamaki SAITO, editors
University of Tokyo Press, 2022
ISBN 978-4-13-060414-7

『オープンダイアローグ　思想と哲学』
『オープンダイアローグ　実践システムと精神医療』
刊行にあたって

　オープンダイアローグは1980年代からフィンランド・西ラップランドで開発されてきた地域精神医療の包括的なアプローチであり、近年世界的な注目を集めている。日本でも数年前から関心を集め、今や一種のブームとなっている。オープンダイアローグが注目を集めてきた背景には、それが地域精神医療のアプローチとして高い成果を残しているということ、そして、従来の精神科医療の常識とは全く異なる思想に貫かれているということがある。とりわけ世界最多の精神科病床、頻繁な身体拘束、多剤大量処方などの問題を抱える日本の精神科医療にとって、オープンダイアローグのアプローチは大きなインパクトを与えるものだった。

　『オープンダイアローグ　思想と哲学』はオープンダイアローグの哲学的・思想的な側面に焦点をあて、オープンダイアローグの思想の源流を探るとともに、現代哲学の様々なアプローチとの関係についても考えるものとなっている。『オープンダイアローグ　実践システムと精神医療』では、オープンダイアローグのシステムと実践に分け入る。精神科医療一般や地域精神医療との関係にも触れながら、日本でのオープンダイアローグに関連する対話実践の様々な動きを紹介し、オープンダイアローグの日本での展開の可能性を展望する。

　オープンダイアローグは単なる技法にとどまるものではなく、その有効性と実践を理解するためには、その哲学を深く理解することが不可欠であろう。この2冊がオープンダイアローグの哲学と実践を考えていくための一助となることを願っている。

石原孝二・斎藤　環

『オープンダイアローグ　思想と哲学』『オープンダイアローグ　実践システムと精神医療』は JSPS 科研費（16H03091）「精神医学の社会的基盤——対話的アプローチの精神医学への影響と意義に関する学際的研究」の主要な成果として企画され、出版されるものである。また、2 冊の内容の一部には、JSPS 科研費(19KT0001)「対人援助とセラピーにおける対話実践の身体性と社会性——対話空間のオラリティ研究」の成果も含まれている。

はじめに

石原孝二・斎藤 環

　本書は同時に刊行される『オープンダイアローグ　実践システムと精神医療』と対になるものである。『オープンダイアローグ　実践システムと精神医療』では、オープンダイアローグの実践を支えるシステムについて論じられるとともに、日本における導入に向けた様々な動きが紹介される。本書は、オープンダイアローグの思想の源流や現代哲学の様々なアプローチとの関係などについて論じていく。

　「I　オープンダイアローグの思想の源流」では、オープンダイアローグに重要な影響を与えたベイトソン、ナラティヴ・アプローチ、リフレクティング、バフチンが取り上げられ、オープンダイアローグの思想的基盤を読み解くことが試みられている。「II　オープンダイアローグと現代の哲学・思想」では、ラカン派の精神分析、ガタリの思想、現象学、哲学カフェ、哲学対話、レヴィナスなどの哲学・思想とオープンダイアローグの思想の比較が試みられ、オープンダイアローグの思想の様々な展開の可能性が探られている。各章の概要は以下の通りである。

I　オープンダイアローグの思想の源流

　「1　オープンダイアローグの思想」（石原孝二）は、オープンダイアローグの7つの原則などを紹介しながら、オープンダイアローグの基本的な特徴とその実践的・思想的基盤を論じる。オープンダイアローグのアプローチに影響を与えた実践的なアプローチとして、ニード適合型治療、リフレクティング・チーム、コラボレイティヴ・アプローチが取り上げられる。また、社会構築主義とバフチンの対話主義がオープンダイアローグの思想的基盤として検討され、オープンダイアローグの基本的な特徴を全体的に描きだすことが試みられている。

「2　ベイトソンを学ぶのは何のため？──関係性言語という語学」（野村直樹）は、オープンダイアローグにとっても重要な位置を占めているベイトソンの思想を参照しながら、オープンダイアローグを「関係性言語」という視点から特徴づけようとしたものである。関係性言語とは、「関係の中にみられるコミュニケーション」が問題になるような言語であり、モノの性質を問題にする「属性言語」と対比されるものである。対話は関係性言語によって開かれ延長されていくのに対して、属性言語は対話を狭め、断ち切るものとなる。

「3　ナラティヴ・アプローチとオープンダイアローグ」（野口裕二）は、オープンダイアローグがナラティヴ・アプローチから大きな影響を受けつつも、ネットワークの再生を直接目指す点などにナラティヴ・アプローチとの違いがあることを指摘する。ナラティヴ・アプローチは病理モデルや個人モデルを否定しつつも、そこから完全に抜け出せてはいない。オープンダイアローグは、対人関係へのあり方に変化をもたらすことに目標を置き、「人間の生活の基本的価値」に焦点を当てるものであることが指摘される。

「4　コンテクストとしてのリフレクティング」（矢原隆行）は、アンデルセンのリフレクティングの考え方がオープンダイアローグにいかに深く影響を与えているかを示すとともに、リフレクティング・ポジションの重要性を指摘する。リフレクティング・ポジションとは、相手に関わろうとするのではなく、会話に関わるためのポジションであり、「間」を創出するためのポジションである。オープンダイアローグが「開けゆく場」であるために、会話の「間」と「場」の相互形成プロセスに参与していく必要があることが指摘される。

「5　バフチンの対話の哲学」（河野哲也）は、バフチンが語彙と文法からなる「文」（センテンス）ではなく、「テキスト」もしくは「発話」という単位でとらえる必要性を強調していることを指摘する。発話（テキスト）は1回限りのものであると同時に、他者からの応答を求め、他者とのコミュニケーションの中に埋め込まれている。セイックラは、バフチンのこうした多声性（ポリフォニズム）の考え方によりながら、参加者の多様な声を引き出すダイアローグ的な対話によって、状況全体の意味が理解されると考える。

Ⅱ　オープンダイアローグと現代の思想・哲学

　「6　「対話」の否定神学」（斎藤環）は、（ラカン派の）精神分析とオープンダイアローグを対比させながら、オープンダイアローグにおける対話の特徴を示そうとしたものである。斎藤は統合失調症と神経症（健常者）を対立的に捉えるラカン派精神分析の臨床的な意義を否定しながらも、ラカン理論のもつ「否定神学」的な構造が対話実践の理論的支柱になり得ることを示そうとする。

　「7　精神分析とオープンダイアローグ」（松本卓也）は、措置入院や医療保護入院の制度を有し、急性期の統合失調患者を意思決定の主体として、「語る主体」として認めない現代のシステムが徹底して反オープンダイアローグ的であることを指摘する。また、専門家や患者といった単一の声（モノフォニー）をもつ人物が主体の座を占めることに反対し、多数的な声（ポリフォニー）を重視するオープンダイアローグの思想が、ラカン派の精神分析の臨床実践に反対し、「斜め横断性」の重要性を説いたガタリの思想と一定の類似性をもつことを指摘している。

　「8　現象学とオープンダイアローグ——フッサール、デネット、シュッツ」（石原孝二）は、現象学とオープンダイアローグのアプローチを比較するとともに、デネットの現象学批判とシュッツの現象学的社会学の議論を参照しながらオープンダイアローグを読み直すことを試みている。シュッツは、「私」の固有の意味連関は、他者と共有される「直接世界」において編まれていくものであることを示したが、本章では、オープンダイアローグの7つの原則を、「直接世界」の共有を可能にする原則として読み直すことが試みられている。

　「9　哲学対話とオープンダイアローグ」（山森裕毅）は、哲学対話とオープンダイアローグの比較を試みたものである。オープンダイアローグの「内的（垂直的）ポリフォニー」と「外的ポリフォニー」という考え方や「社会的ネットワークの視点をもつこと」といった考え方などは哲学対話には無いものであり、導入可能なものである。逆に、オープンダイアローグが哲学対話から学ぶことができるものとして、参加者による「探求」という視点や、

哲学対話の一つである P4c が強調するセーフティの観点が挙げられている。

「10　ダイアローグの空間——哲学カフェ、討議、オープンダイアローグ」（五十嵐沙千子）は、哲学カフェや哲学対話が、非常識な問いを発することができる「アジール」（避難場所）であること、哲学カフェの特徴がその脱中心化された空間の規範性にあることを指摘し、オープンダイアローグの規範もまた、場の権力を解体することにあると主張する。どんなに「場違いな」発言であっても、応答されなければならない。オープンダイアローグは、「脱中心化」を積極的に目指し、すべての声に開かれた多声性＝ポリフォニーの地平を実現しようとするものである。

「11　レヴィナスとオープンダイアローグ」（村上靖彦）は、レヴィナスの「他者」の捉え方がオープンダイアローグの「不確実性に耐える」ことに近いものであることを指摘する。対話を続けることを重視するオープンダイアローグは、理解不可能な絶対的な他者がもたらす「言説」というレヴィナスの概念を具体化したもののようにも思える。本章ではさらに、「多様な人物が一つの結論に収斂することなく終わりのない対話を続ける」というレヴィナスのタルムード（ユダヤ教の聖書）観にオープンダイアローグとの近さが見出されることになる。

目　次

I　オープンダイアローグの思想の源流

II オープンダイアローグと現代の思想・哲学

I　オープンダイアローグの思想の源流

1 オープンダイアローグの思想

石原孝二

オープンダイアローグ・アプローチは、フィンランド西ラップランドのケロプダス病院で 1980 年代から開発されてきた精神科医療のアプローチである。治療チームと患者[1]、家族・関係者などが対等な立場で参加するミーティングにおいて、治療に関するすべてのことがオープンに話し合われ、決められるということが、このアプローチの中核をなしている。また、精神的なクライシス（危機）において即時に介入し、入院と投薬を可能な限り避け、治療終結まで同一の治療チームが継続的に担当することなども、このアプローチの特徴となっている。西ラップランドにおけるオープンダイアローグの実践は、低い入院率と低い投薬率、高い就学率・就業率、低い障害年金受給率などの顕著な成果を挙げてきた[2]。本章では、オープンダイアローグの基本的な特徴と思想的背景について概観し、第 2 章以降の議論の準備をすることにしたい。

---

1) オープンダイアローグに関する英語文献では client という表現が使われることもあるが、patient という表現が使われることが多い。本章では「患者」という表現を使用する。
2) たとえば、1994 年〜 1997 年に実施された「急性期精神病に対するオープンダイアローグプロジェクト」の 5 年後の追跡調査では、就学または就業 76％、障害年金受給率 14％である（Seikkula et al. 2006）。最近行われた「初回エピソード精神病」の治療に関する（平均）19 年後の追跡調査では、障害年金受給率 33％（フィンランド他地域では 61％）、投薬率 36.1％（同81.1％）、30 日以上の入院経験 18.5％（同 94.4％）等となっている（Bergström et al. 2018）。

1 オープンダイアローグの特徴と7つの原則

オープンダイアローグの基本的な特徴は、オープンダイアローグの「7つの原則」としてまとめられている。この7つの原則は、ケロプダス病院における臨床実践に関する研究とトレーニングのプログラム中から抽出されてきたものである。7つの原則はオープンダイアローグそのものであり、よく知られているものであるが、ここで改めて確認しておきたい。原則の説明には文献によって多少表現の違いがあるが、基本的な内容は以下の通りである（括弧の中はそれぞれ確立された年を示している）。

1. 即時援助（1987年）
患者や家族、機関からコンタクトがあってから24時間以内の最初のミーティングを設定し、24時間対応の危機対応サービスを開始する。
2. 社会的ネットワークの視点
患者、家族、他の重要な人を、最初のミーティングに招く。
3. 柔軟性と機動性（1987年）
個々のケースに特異的な、変化するニーズに対応し、最も適切な治療を行う。家族の許可があれば患者の自宅でミーティングを継続的に行う。
4. 責任（1988年）
最初にコンタクトをもったスタッフが最初のミーティングの設定をし、組織された治療ミーティングの担当するチームが、患者の治療全般に責任を持つ。
5. 心理的継続性（1993、1994年）
同じチームが、その必要がなくなるまで、外来、入院を通して治療に責任をもつ（急性期精神病クライシスの場合、2〜3年の治療期間が必要となる）。
6. 不確実性への耐性（1994〜1996年）
精神病的なクライシスにおいては、少なくとも10〜12日間、毎日ミーティングを開けるようにし、共同的なプロセスへの信頼感と安心感を得る。ミーティングにおいては、次のミーティングを行うかどうか、いつ

行うのかを決定する。神経遮断薬（抗精神病薬）を投薬する場合は、その前に少なくとも3回のミーティングで投薬について話し合う。

7. 対話主義（1994 〜 1996 年）

患者や患者の家族に変化を起こすことが重視されるのではなく、対話を促進することが重視される。対話においては、参加者は平等な立場で話をする。また、患者がいないところで患者について話をせず、患者の家族のことについて家族がいないところで決定しない。

（Seikkula et al. 2001, Seikkula et al. 2003, Seikkula et al. 2006, Bergström et al. 2018。各原則の説明文は文献により若干異なっている。）

　この7つの原則を踏まえつつ、原則の説明に明示されていない重要な前提も含めてオープンダイアローグの特徴を整理しておきたい。オープンダイアローグは、徹底的にオープンな（開かれた）対話を治療プロセスの中心に据える、包括的な地域精神科医療・ケアの提供システムであると言える。また、入院と投薬を可能な限り避けるということもオープンダイアローグの重要な特徴となっている。

　まず、この「開かれていること」の意味について考えておくことにしよう。オープンダイアローグにおける「開かれていること」には、以下のように、(1) 即時性、(2) 複数性・多声性、(3) 透明性、(4) 対等性、(5) 継続性の5つの条件を指摘することができる。

【即時性】原則1で示されているように、患者や家族などからコンタクトがあってから24時間以内に最初の治療ミーティングを行い、治療チームを組織する。クライシス時に即座に対話を開始する体制が確保されている。【複数性・多声性】治療チームは2人以上のスタッフによって組織され、治療ミーティングには必ず2人以上のスタッフが参加する。【透明性】個人精神療法を行う場合を除いて、スタッフと患者が1対1で治療に関して話をすることはない。治療に関する話し合いはすべて患者を交えた治療ミーティングで行われる。セラピストやスタッフ同士で、あるいはセラピストと家族だけで、前もって治療方針について予め相談したりプランを練ったりすることはなく、患者が参加するミーティングで治療に関するすべてのことが決定される。

【対等性】治療スタッフと患者や家族、関係者は対等な立場で治療ミーティングに参加し、参加者のすべての声が尊重される[3]。【継続性】治療ミーティングは必要な限り開かれる。精神病的なクライシス状態では 10 ～ 12 日間は毎日ミーティングを開く可能性を確保することとされ、治療ミーティングは治療終結まで（患者が治療の必要を感じなくなるまで）同一のチームによって継続される。

　「開かれていること」に関するこれらの条件は、治療スタッフ側と患者や家族、関係者との間での信頼と安心を生み出すことに寄与している。しかし、それは、治療スタッフ側が患者・家族の信頼を得てスタッフ側が提案する治療方針に従ってもらうためではない。治療スタッフも参加者の一人として参加する治療ミーティングにおいて、参加者全員の声が尊重される対話的なプロセスそのものが重視され、患者の「主体感」を増すことが目指されるのである。

　続いて、包括的な地域精神科医療・ケアの提供システムという側面について考えてみたい。オープンダイアローグにおける対話が上記のような「開かれていること」を条件としたものであるならば、それは、一回限りのもの、採用されたりされなかったりするものではありえない。この一貫性と継続性が、患者と家族の信頼と安心感をもたらしている。そのような対話を実現するためには、医療・ケアの提供システムが一貫的で包括的なものである必要がある。このような包括性・一貫性については、4 つの要素を指摘することができるだろう。第一に、オープンダイアローグは、地域全体にそのサービスをいきわたらせる地域包括的なケアのシステムである。フィンランドの公的医療は、基礎自治体（市・町）が医療の提供に責任をもつ地域分権制になっている。西ラップランドでは、オープンダイアローグ・アプローチが地域全体に対して適用されてきた[4]。第二に、オープンダイアローグは、すべての「精神的なクライシス」に対して適用される（「精神病的（psychotic）クラ

---

3) 医療側は強制治療の権限をもち、医療者と患者・家族との関係はもちろん完全に平等であるわけではない。しかし強制治療の決定がなされる場合でも、その決定に関する話し合いは本人を交えた治療ミーティングでオープンに行われ、意見の不一致があることが明確化される（Seikkula 1994, Seikkula et al. 2001）。

イシス」が中心であるが、すべての「精神的（psychiatric）」クライシスが対象である。Seikkula et al. 2001: 248.)。診断によってオープンダイアローグ・アプローチを適用するか否かが決められるわけではなく、すべてのクライシスに対してこのアプローチが適用されるのである。第三に、オープンダイアローグ・アプローチは、精神科医療の包括的なサービスである。オープンダイアローグでは、複数のスタッフが参加する治療ミーティングが核になるが、必要に応じて個人精神療法も行われる。そして個人療法を実施するかどうかも治療ミーティングにおいて決められていく。

　最後に、入院と投薬を可能な限り避ける（最小化する）という特徴について触れておきたい。まず入院に関して。オープンダイアローグが開発されていく時期は、フィンランド全体が脱施設化していく時期でもあったが、ケロプダス病院はその中でもラディカルに脱施設化を進めていった（石原 2019）。クライシスにおいては、生活や仕事・学業が中断する危険性があるが、オープンダイアローグでは、患者の生活をできる限り維持しながら治療を行うことが重要であると考えられ、入院を回避する努力が行われてきた。また、入院する場合でも、入院と外来（訪問）における治療を一貫したものにするため、同一のチームが入院と外来（訪問）を通して治療を担当するものと決められている。

　投薬に関しては、極めて抑制的に考えられている。特に神経遮断薬（抗精神病薬）については、投薬を決定するまでに少なくとも3回の治療ミーティングで投薬について話し合うこととされている（Seikkula et al. 2001）。投薬を避けることが実際にどれほど良好な結果に寄与しているのかについては未だ明確ではないが、神経遮断薬を可能な限り避け、限定的に使用することが、「相互の信頼と安心感のもとに、精神病的なクライシスがより自然な軌道を

4）なお、オープンダイアローグのシステムが完成した1990年代は、西ラップランド医療区の精神科医療は、ケロプダス病院が中心となっていたが、2000年代には、各自治体の外来クリニックは医療区から独立して運営されることになった（Bergström et al. 2018）。現在では西ラップランド医療区全体にオープンダイアローグ・アプローチが適用されているとは言えない。ただし現在でもケロプダス病院のあるトルニオ市などでは、オープンダイアローグ・アプローチが対象地域全体に適用されている。詳しくは『オープンダイアローグ　実践システムと精神医療』第1章参照。

たどる」ことを促し、そのことが、良好な結果につながっているのではないかと考えられている（Bergström et al. 2018）。

2 オープンダイアローグの源流

2.1 家族療法とニード適合型治療

オープンダイアローグには、それ以前の様々なアプローチや思想が影響を与えている。本節では、オープンダイアローグに影響を与え、その基盤となったアプローチについて確認していくことにしよう。

オープンダイアローグにつながる実践は、1981 年にケロプダス病院で「家族を中心とした治療」が導入されたことに始まる（Seikkula 1994）。ケロプダス病院では当初ミラノ派のシステミック・モデルと呼ばれる家族療法に基づいて治療実践が行われていた。システミック・モデルは、家族間の関係だけでなく、患者・家族と治療者の関係をもシステムとして捉えることや、仮説化、円環性、中立性の原則に従うことなどを特徴とするアプローチである（吉川 2013）。仮説化とは、家族のメンバーに関して仮説を設定することを意味し、円環性とは、行為・認識のつながりが円環的な関係にあることを意味する。そして中立性とは、家族の特定のメンバーとの間と治療者の間で連合・同盟関係が形成されることを防ぐことを意味している（ibid.）。

ミラノ派のシステミック・モデルは、患者・家族と治療者の関係をもシステムとして捉えるという点において、家族のみを治療対象と見なすような家族療法のアプローチに比べれば、治療者と家族の間の権力勾配は小さくなっているようにも思えるが、ケロプダス病院のスタッフは、ミラノ派のアプローチを、家族を治療対象・評価対象と見なすものだと考え、不満を感じる。このような状況のもとで、1984 年に、患者と患者家族などが参加する「治療ミーティング」が導入され、治療ミーティングの導入がオープンダイアローグへの極めて重要なステップとなった（Seikkula 1994, Seikkula et al. 1995, Seikkula et al. 2001）。「治療ミーティング」（treatment meeting/therapy meeting）は、もともとフィンランドのトゥルクで統合失調症へのアプローチとして開発されたニード適合型治療（need adapted treatment）（ニーズに即し

た治療）の中で生まれてきたものである（Alanen et al. 1991）。

　オープンダイアローグは、ニード適合型治療の「変形」（modification）であるとか、その一つの「モデル」であるとも言われる（Seikkula et al. 2003, Aaltonen et al. 2011）。実際オープンダイアローグの即時援助、心理的継続性、不確実性への耐性の原則などは、ニード適合型治療の考え方の延長線上にあるものであり、オープンダイアローグはニード適合型治療を基盤として発展してきたものであると言える。

2.2　リフレクティング・チームとコラボレイティヴ・アプローチ

　治療的なアプローチとしてのオープンダイアローグに重要な意味をもったもう一つの流れは、共に社会構築主義の影響を強く受けた家族療法の2つのアプローチ、リフレクティング・チームとコラボレイティヴ・アプローチである。

　リフレクティング・チームはトロムソ（ノルウェー）のアンデルセンたちによって開発された。アンデルセンたちもセイックラたちと同様にミラノ派のシステミック・モデルに従った家族療法を実践していたが、システミック・モデルのスタイルに疑問を抱き、1985年にリフレクティング・チーム（プロセス）の実践を導入する（Andersen 1991; 1995）。リフレクティング・チーム（プロセス）とは患者・家族とセラピストたちとの対話について、セラピストのチームが、患者・家族の目の前で対話するというものである。リフレクティング・チーム（プロセス）は、専門家と非専門家の間のヒエラルキーを否定することや、「内的な語り」と「外的な語り」の相互関係を意識することなどに特徴がある。

　コラボレイティヴ・アプローチは、米国のアンダーソンとグーリシャンたちによって開発されたアプローチである。アンダーソンとグーリシャンは、治療システムは言語システムであり、言語的に共有された問題によって境界づけられたシステムであると考えた。セラピストの役割は、このシステムに参加し、このシステムの中で対話を通じて新たな言語と意味が生み出され、問題とこのシステムそのものが解消するように促すことにある（Anderson & Goolishian 1986, 1988, 1992）。クライアントが抱える問題に関しては、専門家は

無知であり、クライアント自身が専門家である（Anderson & Goolishian 1992）。

　このアンデルセンのリフレクティング・チームと、アンダーソンとグーリシャンたちのコラボレイティヴ・アプローチは、オープンダイアローグの開発において「重要な臨床上のフレームワーク」になっていった（Seikkula & Olson 2003）[5]。上述のように、オープンダイアローグの開発につながる実践は、ミラノ派のシステミック・モデルに基づいた家族療法の導入から始まったが、オープンダイアローグそのものへの第一歩は、「治療ミーティング」を開始し、患者・家族を観察・介入対象とするシステミック・モデルの考え方を離れたことにある。第1節で確認したように、オープンダイアローグでは、対話における対等や透明性が重視されている。システミック・モデルではなく、リフレクティング・チームの実践とコラボレイティヴ・アプローチの態度が、オープンダイアローグの臨床実践の態度として、取り入れられていくことになったのである。

3　オープンダイアローグの思想的基盤

　ニード適合型治療とコラボレイティヴ・アプローチがオープンダイアローグの開発にとって重要な臨床上のフレームワークになったのに対して、社会構築主義やバフチンの対話主義などはオープンダイアローグの思想的な基盤を与えるものとなっていく（Seikkula & Olson 2003）。本節では、オープンダイアローグの思想的な基盤について概観する。

3.1　社会構築主義

　家族療法は、様々な思想、哲学、科学論の影響を受けて展開してきたものである。1950 年代以降には、システム論、サイバネティクス、ベイトソン、

5）リフレクティング・チーム（プロセス）とコラボレイティヴ・アプローチは、広い意味での「ナラティブ・アプローチ」に数えられるが、狭い意味での「ナラティブ・アプローチ」は、「外在化」や「物語の書き換え」で有名なホワイト（Michael White）などのアプローチを指す。セイックラたちは、リフレクティング・チームとコラボレイティヴ・アプローチからの影響を認める一方で、ホワイトの「ナラティブ・アプローチ」とオープンダイアローグとの違いを強調している（Seikkula et al. 2001）。

オートポイエーシスなどの影響のもとに「システム」への注目が高まり、1980年代は、社会構築主義の影響を受けたアプローチが展開していく。前節で取り上げたリフレクティング・チームとコラボレイティヴ・アプローチ、そしてナラティヴ・セラピーなどは社会構築主義に影響を受けた家族療法のアプローチとして位置づけられるものである（楢林 2013）。

　社会構築主義はバーガーとルックマンの『現実の社会的構成』（Berger & Luckmann 1966）などを源流とする思潮で、その基本的な主張は、「現実」とは社会的に構成されたものである、ということにほかならない。唯一の客観的な現実が存在しているわけではなく、個々人や集団によって現実は異なり、そうした現実は、社会的なプロセス、特に言語を介した相互作用によって構築されていく[6]。

　セラピーにおいてセラピストが関わる現実は、患者や患者家族が直面する「問題」である。社会構築主義的な視点からは、この問題は、患者や家族、関係者などが参加する言語システムによって構築されているものと捉えられることになる。前節で述べたように、コラボレイティヴ・アプローチにおいては、セラピストの役割はこの言語システムに参加し、問題とこのシステム自体の解消を促すことだと考えられた。

　セイックラたちは「精神病」（psychosis）の理解について、社会構築主義的な見方を導入する。社会構築主義的な視点からすれば、精神病状態とは、幻覚や妄想といった言語でしか表現することができない、人生の中での恐るべき経験に対処する一つの方法である（Seikkula et al. 2001）。精神的なクライシスにおいては、患者の「幻覚」を真剣に受け止め、患者の「現実」を否定しないことが重要となる。幻覚や妄想と思われる患者の言葉も、一つの「声」として尊重される（Seikkula et al. 2006）。治療の目標は、対話を継続することによって、治療ミーティング参加者の間で新たな言語と理解がもたらされることに置かれるのである（セイックラは、「多声的真実」という言葉も使っている）（Seikkula 1994）。

---

[6] 心理学およびセラピーへの社会構築主義の導入は、Kenneth J. Gergen によるところが大きく、アンデルセン、アンダーソン、セイックラたちの文献では、Gergen（1985）などがよく言及されている。

3.2 バフチンとヴィゴツキー

オープンダイアローグにおいては、こうした社会構築主義の視点をバフチンの対話主義とヴィゴツキーの言語発達理論に結び付けて考えられている。

バフチンは、ドストエフスキーの小説の特徴が「多声性」にあると考えた。ドストエフスキーの小説において、登場人物は著者の意識に支配された客観的な一つの世界に住むのではなく、平等な権利をもってそれぞれの世界をもち、意識をもっている。小説は、予め決められたプロットに沿って進んでいくのではなく、登場人物同士の外的な対話と登場人物の中の内的な対話が織り交ざりながら、一つの大きな対話を形成しつつ進んでいくものなのである (Bakhtin [1929, 1963] 1984)。

他方ヴィゴツキーの言語発達理論は、言語発達の過程が、社会的な語りから、自己中心的な語り、内的な語りへと進んでいくことを主張した (Vygotsky [1934] 2012)。ヴィゴツキーのこの理論は、非言語的で「自閉的」な語りから自己中心的な語りへ、そして、社会的な語りへと発達していくというピアジェの発達理論への批判として提出されたものである。

セイックラ (Seikkula 1993) は、バフチンとヴィゴツキーの理論を社会構築主義的な家族療法の治療的実践に結び付けることを試み、ケロプダス病院における治療ミーティング導入以降の捉え方の変化をバフチンとヴィゴツキーの理論を使って説明しようとしている。ケロプダス病院における治療実践の目的は、患者や家族を変化させることから、多様な参加者の間に対話を作りだすことへと変わっていく。セイックラによれば、そうした実践の意味は、バフチンの「対話」と「ポリフォニー」の概念によって捉えることが可能である。治療チームのリフレクティヴな会話は、家族の中に「生きたスペース」を与え、ポリフォニーを生み出すためのものと理解することができる。セイックラはまた、治療チームが患者や家族の言語領域に参加することができれば、治療チームの会話は、ヴィゴツキーの言う「自己中心的な語り」として機能するとも述べている。人は、予期しない困難な状況に直面したとき、そのときどきの状況を「脱文脈化」し、課題を見出すために、自己中心的な語りを利用する。治療チームは、精神的なクライシスにあって混乱している患者や家族の自己中心的な語りの役割を引き受けることによって、患者や家

族が問題を整理するのを手助けする。

　オープンダイアローグの対話の思想は、バフチンやヴィゴツキーに加えて、オートポイエーシスのマトゥラーナ、ヴァレラなどからも影響を受けている（Seikkula & Sutela 1990, Seikkula 1993）。しかし、特にバフチンのポリフォニーと「対話主義」の概念はオープンダイアローグの対話の思想にとって、最も重要なバックボーンとなっている。原則 7 の「対話主義」（dialogism）という言葉は、バフチン（Bakhtim［1929, 1963］1984）に由来する。治療チームと患者、家族との間の「開かれた対話」によって、治療ミーティング参加者一人ひとりの声が尊重され、新たな理解と言語が生まれてくるという、オープンダイアローグの核となる「対話主義」の考え方は、ケロプダス病院で始められた実践を理解するためにバフチンの思想が参照されることによって、形づくられたものなのである。

4　哲学との対話へ

　以上、オープンダイアローグの特徴と実践的・思想的基盤について整理してきた。最後に、哲学との対話の意義について一言述べておくことにしよう。

　精神科医療や心理臨床においては、患者は病理的な視点からとらえられ、患者の診断・アセスメントが重視される。しかしオープンダイアローグ・アプローチでは、診断やアセスメントは重視されない。専門家・セラピストの役割は、評価・診断して治療法を選択することにあるのではなく、対話を継続し、対話の中で保証し、新たな理解が生成する手助けをすることへと変化する。バフチンの対話主義は、診断・アセスメントから言語の共同創造へと移行するケロプダス病院の実践の変化を根拠づけるものとなった。

　このことに関連して、オープンダイアローグ・アプローチが、特定の精神疾患にのみ適用されるものではないことを改めて強調しておきたい。オープンダイアローグ・アプローチは、診断の如何にかかわらず、7 つの原則に沿った対応をするということが最も重要な特徴である。オープンダイアローグ・アプローチがもし統合失調症などに対して特に有効である可能性があったとしても、それはまさに、「病理に特異的ではない」アプローチとしてな

のである（Aaltonen et al. 2011）。

　オープンダイアローグは、クライシス状態への精神科医療という特殊な状況において、日常的な言語的相互作用[7]の一般的な性質の深い理解にもとづいて、対話主義を導入する。常識的には、対話が最も難しいと思われている、精神的なクライシスにおいてこそ、対話による治療的対応が有効であるという考え方は、言語や相互作用、他者といった哲学的な問題群に関する哲学者の思索に大きなインパクトを与えるものである。他方、日常的な言語行為や相互作用を、何らかの前提に頼ることなく問い直していく哲学的な実践は、オープンダイアローグの実践を理解する上で、示唆を与え得るものになるだろう。

文　献

Aaltonen, J., Seikkula, J., & Lehtinen, K. (2011) The Comprehensive Open-Dialogue Approach in Western Lapland: I. The incidence of non-affective psychosis and prodromal states. *Psychosis-Psychological Social and Integrative Approaches*, 3(3): 179-191.

Alanen, Y. O., Lehtinen, K., Rakkolainen, V., & Aaltonen, J. (1991) Need-adapted treatment of new schizophrenic patients: Experiences and results of the Turku Project. *Acta Psychiatrica Scandinavica*, 83(5): 363-372.

Andersen, T. (Ed.) (1991) *The Reflecting Team: Dialogues and Dialogues about the Dialogues*, New York/ London: Norton. （トム・アンデルセン『リフレクティング・プロセス』鈴木浩二監訳、金剛出版、2015 年。邦訳は、トム・アンデルセンが邦訳のためにタイトルの変更と論文の追加などを行っている）

Andersen, T. (1995) Reflecting Processes; Acts of Informing and Forming: You Can Borrow My Eyes, But You Must Not Take Them Away from Me! In Friedman, S. (Ed.), *The Reflecting Team in Action: Collaborative Practice in Family Therapy*, New York/ London: The Guilford Press.

Anderson, H., Goolishian, H. & Windermand, L. (1986) Problem determined systems: towards transformation in family therapy. *Journal of Strategic and*

---

7) 最近では、身体的な相互作用に関心が向けられている（Seikkula et al. 2018）。

Systemic Therapies, 5(4): 1-13.

Anderson, H., & Goolishian, H. A. (1988) Human Systems as Linguistic Systems: Preliminary and Evolving Ideas about the Implication for Clinical Theory. *Family Process*, 27(4): 371-393.

Anderson, H., & Goolishian, H. (1992) The Client is the Expert: a Not-Knowing Approach to Therapy, Gergen, K. J. (Ed.), *Therapy as Social Construction*. London: SAGE Publications.

Bakhtin, M. ([1929, 1963] 1984) *Problems of Dostoevsky's Poetics* (Translated and Edited by Emerson, C.). Minneapolis/ London: University of Minnesota Press.

Berger, P. L., & Luckmann, T. (1966) *The Social Construction of Reality: A Treatise in the Sociology of Knowledge*. New York: Anchor Books. （山口節郎 訳『現実の社会的構成——知識社会学論考』新曜社、2003 年）

Bergström, T., Seikkula, J., Alakare, B., Maki, P., Kongas-Saviaro, P., Taskila, J. J., Tolvanen, A., & Aaltonen, J. (2018) The family-oriented open dialogue approach in the treatment of first-episode psychosis: Nineteen-year outcomes. *Psychiatry Research*, 270: 168-175.

Gergen, K. J. (1985) The social constructionist movement in modern psychology, *American Psychologist*, 40(3): 266-275.

石原孝二 (2019)「診断から対話へ——ニード適合型治療からオープンダイアローグへの転換点」『臨床心理学』19(5)、546-550 頁

楢林理一郎 (2013)「欧米の家族療法の展開」、日本家族研究・家族療法学会編『家族療法テキストブック』金剛出版、10-13 頁

Seikkula, J., & Sutela, M. (1990) Coevolution of the Family and the Hospital; The System of Boundary. *Journal of Strategic and Systemic Therapies*, 9(2): 34-42.

Seikkula, J. (1993) The Aim of Therapy is to Generate Dialogue, *Human Systems: The Journal of Systemic Consultation and Management*, 4(1): 33-49.

Seikkula, J. (1994) When the boundary opens: family and hospital in coevolution. *Journal of Family Therapy*, 16(4): 401-414.

Seikkula, J., Aaltonen, J., Alakare, B., Haarakangas, K., Keränen, J., & Sutela, M. (1995) Treating psychosis by means of open dialogue. In S. Friedman (Ed.), *The Reflective Team in Action*. New York/ London: The Guilford Press.

Seikkula, J., Alakare, B., & Aaltonen, J. (2001) Open dialogue in psychosis I: An introduction and case illustration. *Journal of Constructivist Psychology*, 14(4): 247–265.

Seikkula, J., Alakare, B., Aaltonen, J., Holma, J., Rasinkangas, A., & Lehtinen, V. (2003) Open Dialogue Approach: Treatment Principles and Preliminary Results of a Two-Year Follow-Up on First Episode Schizophrenia. *Ethical Human Sciences and Services*, 5: 163–182.

Seikkula, J., & Olson, M. E. (2003) The open dialogue approach to acute psychosis: Its poetics and micropolitics. *Family Process*, 42(3): 403–418.

Seikkula, J., Aaltonen, J., Alakare, B., Haarakangas, K., Keranen, J., & Lehtinen, K. (2006) Five-year experience of first-episode nonaffective psychosis in open-dialogue approach: Treatment principles, follow-up outcomes, and two case studies. *Psychotherapy Research*, 16(2): 214–228.

Seikkula, J., Karvonen, A., Kykyri, V.-L., Penttonen, M., & Nyman-Salonen, P. (2018) The Relational Mind in Couple Therapy: A Bateson-Inspired View of Human Life as an Embodied Stream. *Family Process*, 57(4): 855–866.

Vygotsky, L. ([1934] 2012) *Thought and Language* (Translated and Edited by A. Kozulin). Cambridge, MA: The MIT Press.

吉川悟 (2013)「ミラノ・システミック・モデル (ミラノ派)」、日本家族研究・家族療法学会編『家族療法テキストブック』金剛出版、97-100 頁

2 ベイトソンを学ぶのは何のため？

——関係性言語という語学

野村直樹

1 開け、対話を！

　ベイトソン（1904-1980）の主著『精神の生態学』（Bateson 1972）は、メタローグと呼ばれる7篇の父娘の会話から始まっている。会話それ自体がそこで取り上げるテーマの様相を帯びていくことをメタローグという。たとえば、乱雑さについて議論する二人の話し合いが乱雑さを帯びていく、という具合だ。二人で話し合う対話（dialogue）、またはそれ以上の人がいてもよい会話（conversation）、それはどちらでもよいのだが、このようなコミュニケーション行為に共通しているのは、相互行為性あるいは双方向性という特徴である。たとえば、今書いているこの原稿などはあまり双方向的ではない、むしろ一方向に近い。ずいぶん遅れてフィードバックが届くかもしれないが、やはり対話や会話のように瞬時にそれは起こらない。そこで、会話という形式を使って科学の難解な概念を、双方向的にほぐしていくことは大事な作業であろう。相互行為性、双方向性の理論群は広くcommunications theory（コミュニケーション理論）と呼ばれるが、哺乳類を含む生きものの世界でこのテーマを探究した科学者がグレゴリー・ベイトソンである。ここで取り上げるオープンダイアローグもそういう相互行為の範疇に収まる。

　さて、オープンダイアローグを「開かれた対話」と捉えている人は多い。ぼくはそれを「開け、対話を！」と取ることにしたい、"open"を形容詞ではなく動詞とみることで。その理由は、「開かれた」と形容詞で取れば、そ

17

こにいわゆる自分はいない——距離を保った第三者の眺めのようだから。「開け」という動詞で取れば、命令されていることになるから、「今ここ」の自分にとって直近の課題となる。「オープンダイアローグ」は、理想郷の遠景ではなく、移り行くコミュニケーションの中に身を置くことで、いま自分がこの瞬時に対話を拓くために何ができるかという問い掛けのことだと思うのだ。このように自己の参加を前提とするロジックの上に成り立っているのがオープンダイアローグではないだろうか。それを「自分込みの理論」と呼んでおこう。

　しかし、「参加を前提とするロジック」とはどういうことか？　実験室で得られたデータや質問紙のデータは、ここでいうところの参加を必要としない——他の研究者が見ても得られた数字の値は同じなのだから。だが、そうではないタイプのデータがある。会話や非言語表現や情報処理を対象とした場合、エネルギーや運動を対象とした場合と異なり、参加者の獲得する意味が検討の対象となる。文化人類学者の行うフィールドワークを社会学者は「参与観察（participant-observation）」と呼んだ。この命名の正確さは「ほぼほぼ」といったところだが、ここでいう「参与」の部分は、観察者が異なれば異なるデータが得られる可能性を示唆する。「私」から見た風景と「あなた」から見たそれとは違って当然なのだ。実証主義でいう「客観性」をいったん脇に置いて、現実世界の多義性を浮かび上がらせる方に重心を移動させた。それがいわゆるナラティヴの運動であり実践である。

　余談であるが、この先鞭をつけたのはナラティヴではない。たとえば、オスカー・ルイスによるメキシコの村落研究の白眉『サンチェスの子どもたち』（Lewis 1963）は、すでに現実の多声的な性格を「羅生門的テクニック」を使って見事な描写につなげている。これにはナラティヴ研究も真っ青になる。話を戻すと、ナラティヴの研究姿勢は、コトの外側から冷静に観察するのではなく、コトの内側に入って他者の語りを自分自身に向けられた語りとして捉える視座を採用する。文化人類学、そしていうまでもなくナラティヴがもたらしたこの視座を、そのまま受け継いでいるのがポリフォニー（多声性）（バフチン［1963］1995、［1975］1996）を重視するオープンダイアローグである。ナラティヴ以降、オープンダイアローグも含めて、臨床にまつわる

理論は「自分込みの理論」へと進化した。言い換えると、対話の場という条件下では、診断名、パーソナリティ、個人の属性などは、参考程度の二次情報に過ぎないことになった——これらは当事者の言葉ではないのだ。

2 属性言語と関係性言語

　それでは、オープンダイアローグが採用する視座はどこからやって来たのだろうか？　これらの認識と実践を可能としてきた理論を「関係性言語」（野村 2008）という枠で切り取ることで、それらが編み出された経緯とともに説明してみたい。どこまで遡るかは任意だが、ベイトソンから始めることが望ましいと思う。その理由は、大まかに知の系譜としてみる限り、オープンダイアローグはナラティヴ／コラボレイティヴセラピーから、ナラティヴ／コラボレイティヴセラピーはファミリーセラピーの諸理論から、そしてファミリーセラピーの諸理論の多くはベイトソンらのダブルバインドに代表される認識論を土台に立ち上がったからである（そして、近い将来、何々はオープンダイアローグから、という更なる系譜が加わることだろう）。この認識論の系譜を、「属性言語」と対比するかたちで、「関係性言語」として枠付けしたいと思う。

　それでは、「属性言語」と「関係性言語」ではどのような違いがあるのだろうか。音楽を例にとってみよう。一方では、クラシックの名曲の楽譜、あるいはピアノトリオによるジャズの名演のレコード。それぞれが有する構造や特徴（例、ロマン派とかビバップとか）を述べるとしたら、それはその楽譜や録音記録そのものの属性を語っていることになる。ところが、他方で、オーケストラによって曲が演奏される、あるいはジャズトリオの演奏がスピーカーを通して流れる場合、聴き手になんらかの意味ある情報（例、感動したとか気持ちが安らいだとか）が伝わっていく。これらはコミュニケーションなので、聴き手が違えば伝わる情報も違う。それらは聴き手との関係性において伝わる意味である。前者の陳述はそれらがもっている属性を語る言語であり言葉遣いであるのに対して、後者における情報は関係性を語る言語によって表現されるだろう。記号論的にいうと、前者の場合、赤信号は——ソ

シュール（F. Saussure）的に記号表現（シニフィアン）と記号内容（シニフィエ）によって——「止まれ」を意味するが、後者の場合は記号の読み手が存在するため赤信号の意味は——パース（C. S. Peirce）的三項関係により——読み手との関係次第（解釈項）となる。このように、モノの属性つまり内包する性質を表現しようとする言語を、単体、個体の性質を表す「属性言語（language of attributes）」と呼んでおこう。一方、音楽を通してなんらかの情報が聴き手に伝わる場合は、意味の伝達という側面が強調されるので、関係の中に見られるコミュニケーションが問題となる。この側面を表現する言葉が、「関係性言語（language of relationship）」に相当する。違いは、書かれた楽譜や音源がもつ特徴、属性を明らかにすることか、それとも音楽の聴き手が誰でどのような意味あるメッセージを受け取り、どのような関係を構成するかである。

　もう一つ具体例を挙げてみる。生命の最小単位とされる細胞は、細胞核をもたない原核細胞と、細胞核をもつ真核細胞に分けられるが、真核細胞では核のほかにミトコンドリアや細胞小器官、そして細胞膜など原核細胞よりもはっきりした機能の区分けがある。細胞は一つの生命体としての機能と構造をもつ単体と考えられるが、もう一方では、外界を感受し他の細胞との間のコミュニケーションを図る。細胞核を総理大臣に喩えるなら、細胞膜はさしずめ他国との関係を司る外務大臣といったところか。細胞膜は外界とのコミュニケーションにおけるインタフェースであると同時に外界を遮断する境界、国境線のような存在である。細胞膜は外からの信号を検出し、変換して細胞内にそれを伝達するという細胞にとっての感覚器のはたらきをする（川出2006）。細胞の単体としての性質、構造に着目すれば、それらの表現は大まかにいえば「属性言語」に傾いた言葉遣いになるし、細胞間コミュニケーションに着目すれば、「関係性言語」が前面に出てくることになる。実はその両方の言葉遣いが必要なのであって、「関係性言語」の方がよりよいというわけではない——個体に着目することで有益なことは多々あるはずだ。まとめると、「関係性言語」とは、モノの属性ではなく、モノとモノとの関係性が検討の対象となる概念、およびそれを取り巻く言葉遣いのことである。このように情報の往来、意味の生成、つまりコミュニケーションにまつわる言

語を「関係性言語」と呼ぶ。

　ここで、結論から先にいうと、対話は「関係性言語」によって開かれ延長されていく一方、「属性言語」によって狭められ、途切れ、断ち切れる。たとえば、「〜症候群」や「〜本能」や「〜的パーソナリティ」などを多用する言葉遣いは、「属性言語」の典型といえよう。それらを必要とする文脈、社会的コンテクストがあるのは確かである。だが、こと対話という営為に関する限り、診断名、本能、性格などは、一定の説明原理としてはたらくものの、「なぜそうなのか？」に対して、「何々病だから」や「〜本能がはたらいて」、あるいは「あの人の性格からして」という具合に、それ以降の説明は広がりを見せず対話は収束する。対話を続けることが治療的だとする立場からすると、対話のたち切れは致命的になる（Anderson & Goolishian 1988）。決め付けや断定が会話を失速させることを私たちは経験上よく知っている。

　このことは「生きた言葉」という表現からも接近可能だ（バフチン［1963］1995、［1975］1996、野村 2006）。専門用語の使い方を思い出してみよう。それらは、科学なり権威筋から認められた名称とその定義であるが、間違った使い方をしたり、勝手に意味を変えたりしてはならない。専門用語の使い方は専門知識や教育を必要とすると同時に、その言葉の使い手には権威が付与される。診断学に照らして病名を決める行為は素人には許されないが、そういう権威をもった言葉は、ピンで固定された標本にも似て曖昧さを許さない。そのような言葉は自主性を奪われていて、専門家集団がある目的のために使う道具として機能する。「自主性」と聞いてびっくりするかもしれないが、私たちは自分との対話の中で、他者から言われた言葉が、良きにせよ悪しきにせよ、こころに深く残る場合、また想いを新たにする場合があり、そのような生きた言葉の存在を経験的に知っている。大切な人物からの一言が勇気と自信を与えることがあり、古人の一句がこころに響くことがある。言葉には、それを以前使った人の「足跡」や「手あか」がついていて、「自立」（バフチン［1975］1996）しているかのように自分の奥底にあるものにはたらきかけてくる。自己とのあるいは他者との対話を通して、それらが自分の中でさらに新たな言葉を生み出し、それまで思いもつかなかった方向性や想像をもたらすことさえある。

「属性言語」の方は、定義に縛られ、プログラム通りの行動を促す、いわば「時を止めた言葉」だが、生きた言葉、あるいは「関係性言語」は、他者の自意識を内包する言葉として自己との対話を促す、いわば「時をまたぐ言葉」である。それまでのところ言語化されずにきた「未だ語られなかった自己の物語」(Anderson & Goolishian 1988) の展開につながる可能性をもつ。考えてみたら、私たちがふだん使う言葉は、ほとんど全てがすでに誰かに使われた言葉であって、そこでは他者の意識が微妙に入り込んだ状況において私たちは発話していることになる。言葉の生きた側面に注目することは、対話に従事する者にとっては最重要である。「関係性言語」は、同じ日本語であっても「属性言語」を多用する場合と比べ、経験とリアリティという点で大きく違う――すなわち動く現実、時制をまたいだリアリティを作り出していく特徴がある。

　「時を止めた言葉」とか「時をまたぐ言葉」という括り方をしたので少し補足したい。たとえば、性格を把握するための心理テストと生い立ちや過去を懐述する回想法を比べてみると、前者の時制は三人称現在形で停止しているが、後者のそれは一人称過去進行形として時をまたいでいる。この場合の「一人称」が参加のロジックにあたり、「過去進行形」の部分が時の幅、つまり時の狭間を「またぐ」部分に相当する。また、最新ニュースと物語を比べてみよう。前者は起こった過去の一点であり続ける一方、後者は何度もくり返し語られ、一定の時の幅を有した（過去の）ストーリーが、現在というもう一つの自分の時間と接続する。この場合、ニュースに参加のロジックは希薄だが、物語には参加、賛同あるいは敬遠する自分を認めやすい（ベンヤミン 1996)、なぜなら読者としての自分の時間がかかわっているからだ。三番目の例として、疾患と「病いの語り」の違いを挙げてみよう。前者は時を止めた三人称現在形の他者の言葉であり、ニュースの場合と同様、過去の一点になっていくものだが、後者は経験する病いについての物語であるため、自己の参加とともに過去・現在・未来という時制の間を行きつ戻りつすることで常に変化していく言葉である。

3 時をまたぐ言葉を『精神の生態学』で学ぶ

　ところで、私たちはふだん「関係性言語」を実は上手に話している。お辞儀、手招き、頷きなどなど、つまり非言語表現のことである。これらはおしなべて「関係性言語」に相当する。なぜなら、これらの非言語で表現される意味は、法律用語などとは対照的に、相手との関係を抜きにして決まることはない。生物界ではほとんど「関係性言語」をもとにコミュニケーションが図られているし、私たちも日常生活において「関係性言語」を多用しているが、科学の思考や言説は、その多くが「属性言語」、時を止めた言葉に頼っているのが現状だ。どんな科学の概念も定義とその境界条件が定められることになる。つまり、「属性言語」と「関係性言語」とでは、異なる言語を話していると考えたらよい。外国語で表現されたものと日本語で表現されたものにはズレや温度差があるように、「関係性言語」は、今日の多くの科学者や専門家集団にとって外国語に相当するものだろう。私たち専門家は、教育を受ける過程でその領域特有の「属性言語」を覚えることを専門教育だと思い込んできたが、一方のナラティヴやオープンダイアローグは、それらの専門知識を身につけた上で、それらを忘れる逆学習を要求しているのだ。つまり、一度習ったものを「忘れる」という学習（ベイトソンの言葉では学習II）（Bateson 1972、野村 2012）を求めている。ここに、アーティストやミュージシャンが当たり前にこなすことを、サイエンティストが難儀する由縁がある。「属性言語」、すなわち「時を止めた言葉」の使い方をとことん叩き込まれた者にとって、自らの専門領域で「時をまたぐ言葉」という新たな外国語を学ぶことは容易ではない。オープンダイアローグの難しさはそこにある。

　そういう専門家集団にとってベイトソンは有力な処方箋である、少なくともその一つである。臨床の領域に限れば、ファミリーセラピーの訓練を受けることである程度は代替できる節もないではないが、ファミリーセラピーの訓練それ自体がベイトソンを必須としているため、事態はあまり変わらないだろう。では、なぜベイトソンとりわけ『精神の生態学』が、この語学学習に適した教科書なのだろう？　その理由は、いわゆる止まった言葉への違和感からか、ヒトを含め生物界における関係性を示す言語を追い求めた彼の40

年の軌跡がそこに収められているからである。初期の頃からの自前で「関係性言語」の構築を試みた過程がよくみてとれると同時に、1950年頃のサイバネティクスとの出会い以降に展開する新たな理論化、言語形式の精緻化の歴史が収録されている。そうして、1970年の「形式、実体、差異（Form, Substance, and Difference）」（『精神の生態学』所収）という論文に至って、ようやく精神の生態学の一応の完成をみたと言われている。ベイトソンが関係性を示す言葉を探し続けたと上で述べたが、これは他人ごとではない。彼が作り始めた「関係性言語」を私たちひとり一人が話し始めることで、それぞれの領域で次から次へと新たな「関係性言語」が生まれていくはずである——同じ日本語を使って新たな文学が生まれ続けるように。「属性言語」で覆い尽くされている領域を「関係性言語」によって語り直していく作業は、新雪上の足跡のように新しく、白地図に記すときのように無限の可能性を秘める。現在、ぼくらが取り組んでいるE系列の時間（対話的時間）も、そんなベイトソンの「関係性言語」から生まれた（野村ほか2015、Nomura & Matsuno 2016、Nomura et al. 2018）。ベイトソンから学ぶことは哲学や思想の面ばかりではない。

『精神の生態学』から少し具体的な話を出してみよう。20世紀初頭のニューギニアにおける彼のフィールドワークによる概念化にスキズモジェネシス（schismogenesis）という個人間あるいは集団間の関係の変化にまつわる理論がある（Bateson 1936、1972: 61-72）。ベイトソンは初め、文化がもつ空気感、肌触りのようなもの——これをエトス（ethos）というが——それがもつ静的な文化概念から部族社会の分析に着手した。しかし、だんだんそれだけには限界を感じ、変化そのものに焦点を合わせた概念化へ歩を進めた。たとえば、AとBの二人の関係が「頼り‐頼られる」という図式のものだったとしよう。この関係が時とともに変化し、AはますますBを頼る傾向を強め、Bはますます頼られる存在になっていく。すると両者の関係は、その関係式内で耐えうるマックスの状態を迎える。そして、ある閾値を超えると限界を過ぎ、関係は破綻する、あるいは質的に変化する。すると、それは単なる依存関係ではなく、依存関係が変化していき、その変化の蓄積がそれまでとは異なる関係（例、関係の破綻）につながることを示唆する。つまり、

エトス（文化の肌触り）という時を止めた言葉——「依存関係」——ではない言葉が生まれるわけだ。この例は、両者の関係が相補的（complementary）（例、頼る－頼られる）な場合であるが、その関係が相補的でなく、同じ行為を互いが返し合う（例、殴る－殴り返す）のように対称的（symmetrical）である場合も同様の関係変化が見込まれる。殴り合っている間はその関係は続くが、それが激しさを増して一方が倒れることでその関係は質的に変化する。これは、A集団とB集団が競合関係にあり、その対立が激化して、争いに発展し通常の関係維持が難しくなる場合にも当てはまる。

　これらは総じてエスカレーションの理論と言い換えることができて、サイバネティクスではこのような場合は「正のフィードバック」（moreに対してmoreで返す）という考え方で説明される。そして、もう一方のケースとしてフィードバックが、関係維持つまり平衡状態に向かうとされる「負のフィードバック」（moreに対してlessで返す）がある。バリ島のフィールドワークを通してベイトソンは彼らの文化を「負のフィードバック」を基調とした定常型社会と捉えた（Bateson & Mead 1942）。これらの理論化を自前で進めていた当時、ベイトソンはまだサイバネティクスに出会っていなかった。関係の様相が「相補的である」とか「対称的である」とかは静止した言語の世界に留まる話だが、一方で相補的スキズモジェネシスや対称的スキズモジェネシスのように変化の要素が入ると、それらは動く世界で起きる事象への足掛かりとなる。

　そして、ここが難しいのだが、ベイトソンを学ぶ際のポイントは、このようなスキズモジェネシスの概念や（あるいはダブルバインド理論でもよいが）その定義を覚えることではないという点にある。思想、哲学の勉強はそれでよしとしても、ベイトソンを学ぶ意義はそこではない——むしろひとり一人が自らの領域にその概念を持ち込んで当該の事象に当てはめ、そしてもう一度スキズモジェネシス概念自体を再検討するという往復運動をして初めて一つのよい勉強あるいは演習になる。ぼくは長年ベイトソンの学習をどのように人に奨めていったらよいか考えてきたが、大学院ゼミで教える中で形成された方法が、いま各地で行うベイトソンセミナーのスタイルである。それは、『精神の生態学』から選んだ一つの論文あるいはメタローグを参加者（とい

っても20名程度だが）全員が読み、誰か一人によるレジメを使った話題提供を起点にディスカッションに入るというやり方である。この方法は語学の演習に似て少人数が適している。2007年から全国で始めたベイトソンセミナーは現在62回になるが、実は最近になってようやくわかってきた——ベイトソンの有効な勉強法は語学学習に似た演習にあることが。しかし、60回やって「ようやくわかった」というのは情けない話でもある。

　そういうこともあって、ベイトソンの理論の何たるかは、一人机上で学ぶより、みなと話し合ってみること、使ってみること、自分の言葉として採用してみることである。「『精神の生態学』はもっているけど書棚でほこりがかぶっている」ということをよく耳にするが、しばらく話していない英語のように、やはり使わないと錆びてくるものだ。ベイトソンも同様、神棚（書棚）に祀っておいてはほこりがかぶるだけである。それぞれが自らの領域で実際取り入れて使ってみることで、「関係性言語」が徐々に自分の使用言語として根付いていくことだろう。そして、注意点は、語学学習がそうであるように語彙と文法だけでは不十分だということだ。だって、それだけで英語が話せるようになった試しはないからだ。和製英語を多用してみても日本語は英語にはならない——語彙を学び少しずつ使い始めてみて学習は進む。ベイトソンも同じく、その使い方は相手を交えて対話の場に持ち出してみるしかない。ダイアローグ（対話）とはそういう意味で大変よい学習の形式だと思う——それをひとり一人が対話的に切り開く練習がベイトソンを習うことに他ならないだろう。英語版の『精神の生態学』を初めて手にしてから40年以上経つが、ベイトソンセミナーは今でもぼくの一番の勉強の場であるし、それを通して対話という行為がもつ底力を体感できることが多かった。

4　デカルトからベイトソンへ

　今日、われわれの多くは、とりわけサイエンティストを自称する人々は、ルネ・デカルト（デカルト［1637］2005）を代表とする機械論的世界観の言葉を使って（いわばテクノ神を信じて）研究活動の大半を行っている（Berman 1981）。ニュートンによって精緻化され、更にアインシュタインに引き継がれ

たデカルトの言葉は、21世紀に至る今日まで科学の言語として優勢を保つ。その根本にある精神は、自然の秘密を明かしそれを支配することにある。そのためテクノロジーが正当化され、策術（実験）をもって自然の神秘を解明する。自然は、ベーコンの言葉を借りれば、いわば「拷問台に置かれる」わけである——実験用マウスなどはその一例かもしれないが（？）。ここで物事を理解する方法は、分解し、測定し、寄せ集める、という3段階の機械的操作にあり、自分と切り離された世界と向き合う際の科学的方法として価値をもつ。わかりやすい例として、学力検査は、国語、数学、英語などに分けて、採点して、寄せ集めて、総合の学力とする。健康診断は、呼吸器系、消化器系、神経系などそれぞれの値を測定し、それらを寄せ集めて、健康のレベルとする。したがって、デカルトの思考体系は私たちの日常生活にしっかり入り込んでいるわけだ。その意味で私たちは、デカルトの信奉者である。すると、この世界観のもとでは、こころも機械のように動くことが要求される——たとえば、Aさんを観察する時とBさんを観察する時とでは外的、心理的条件も揃えなければ比較はできないように。しかし、そうは言っても、現代文明が今のところ依って立つこの世界観、認識論を一概に非難だけすることは正しくないだろう。

　もう一方の言語体系は、20世紀に台頭したサイバネティクス、システム論、情報理論などのいわゆるcommunications theoryをもとに進展してきた「関係性言語」のそれである。フィードバックという概念を基点に、直線的因果論（linear causality）から非直線的因果論（nonlinear causality）への道を拓き、原因→結果→原因→結果→原因→…、というような円環的関係性の認識論が出来上がった。「泥棒を捕まえてみたら自分と同じ顔をしていた」という仏教的な箴言もこの認識論からくる循環性と相通じるものがある。自然科学領域での制御やコントロールの問題のみならず、生物や人を対象とした研究においても非直線的因果論が必要とされ始めた頃ベイトソンが登場した。コミュニケーションの論理、対話の論理は、非直線的、円環的因果論に基づいているが、その認識論をいち早く取り入れて発展をみたのがファミリーセラピーである。たとえば、来談したクライエントに「ここに来て（気分は）いかがですか？」という（直線的な）問い掛けの代わりに、「隣に座ってい

るＡさんはあなたがここに来てどう感じているとあなたは思いますか？」
と関係性を入れて聞くことによってその反応は一層循環的になり、対話が促
進されることは容易に想像がつく。これは、circular questions（円環的質
問）とファミリーセラピーでは呼ばれるが、ベイトソン由来のサイバネティ
ックな認識論の反映でもある。このような認識論があったからこそ、ナラテ
ィヴセラピーという発明を経由してオープンダイアローグに結びついたわけ
で、これはデカルトの系譜にはない、もう一つの世界観を出発点とする系譜
である。ファミリーセラピーから生まれたナラティヴの視座は、相互行為を
観るポジションを外側から内側にもってきたこと、三人称での陳述を止め一
人称の発話に言い換えたこと、そして外部観測という行為を内部観測（松
野 2000）というそれに移行したこと、などによって生まれた。それらのベ
ースにあるのは、ベイトソンの双方向性およびインターアクションの理論、
バフチンの対話の思想、また哲学においてはマルティン・ブーバーの「我と
汝」（[1923] 1978）などであると思われるが、ここではバフチンとブーバー
について詳述する余裕はない。

　私たちは、自分と切り離された世界と向き合うことはできない。ベイトソ
ンの言葉では、「環境を破壊する生きものはそれ自体を破壊する」という言
い方になると思うが、サイバネティックな関係図式からも、たとえば、
Ａ→Ｂ→Ｃ→Ｄ→Ｅ→Ｆ→Ｇ→Ａという循環にあっては、自己が、Ａで
あってもＢであっても、それぞれ原因であり、結果となるのは明らかである。
この回路を外側から観察可能だと主張したのがデカルトであり、その後 400
年続いてきた自然科学の伝統である。「関係性言語」の文法には、神のよう
な絶対的、客観的な観察者という主格は見つからない——独立した観察者な
どという者は存在しえない、とする量子力学の知見に沿っている。循環性を
基軸にして「参加する意識」（Berman 1981）をもとに創られていく科学こそ
ベイトソンの目指した科学であろうかと思われる。くり返すが、これがデカ
ルトの否定や脱構築ではないところが重要で——デカルトもベイトソンも
——すなわち、「属性言語」も「関係性言語」も、という視点をここでは採
用しているつもりである。今日、「属性言語」が科学においては支配的だと
いう点を踏まえて、まだまだ未発達な「関係性言語」の重要性を訴えてみた、

というあたりで留めておこう。さいごにモリス・バーマン（1981）の『デカルトからベイトソンへ』（柴田元幸さんの素晴らしい訳による）を読者のみなさんに推奨してこの稿を終えたい。

文　献

Anderson, H., & Goolishian, H. (1988) Human Systems as Linguistic Systems: Preliminary and Evolving Ideas about the Implications for Clinical Theory. *Family Process* 27(4): 371-393.（ハーレーン・アンダーソン／ハロルド・グーリシャン／野村直樹（2013）『協働するナラティヴ――グーリシャンとアンダーソンによる論文「言語システムとしてのヒューマンシステム」』野村直樹訳、遠見書房）

バフチン、ミハイル（[1963] 1995）『ドストエフスキーの詩学』望月哲男・鈴木淳一訳、ちくま学芸文庫

バフチン、ミハイル（[1975] 1996）『小説の言葉』伊東一郎訳、平凡社ライブラリー

Bateson, G. (1936) *Naven: A Survey of the Problems Suggested by a Composite Picture of the Culture of a New Guinea Tribe Drawn from Three Points of View.* Stanford University Press.

Bateson, G. (1972) *Steps to an Ecology of Mind.* University of Chicago Press.（グレゴリー・ベイトソン（2000）『精神の生態学』佐藤良明訳、新思索社）

Bateson, G., & Mead, M. (1942) *Balinese Character: A Photographic Analysis.* New York Academy of Sciences.（グレゴリー・ベイトソン／マーガレット・ミード（2001）『バリ島人の性格――写真による分析』外山昇訳、国文社）

ベンヤミン、ヴァルター（[1936] 1996）「物語作者」、『ベンヤミン・コレクション2 エッセイの思想』浅井健二郎編訳、ちくま学芸文庫

Berman, M. (1981) *The Reenchantment of the World.* Cornell University Press.（モリス・バーマン（1989）『デカルトからベイトソンへ――世界の再魔術化』柴田元幸訳、国文社）

ブーバー、マルティン（[1923] 1978）『我と汝・対話』田口義弘訳、みすず書房

デカルト、ルネ（[1637] 2005）『方法叙説』三宅徳嘉・小池健男訳、白水社

川出由己（2006）『生物記号論――主体性の生物学』京都大学学術出版会

野村直樹（2006）「ナラティヴとは何か」、江口重幸・斎藤清二・野村直樹編『ナ

ラティヴと医療』金剛出版、11-30 頁

野村直樹（2008）『やさしいベイトソン——コミュニケーション理論を学ぼう！』金剛出版

野村直樹（2012）『みんなのベイトソン——学習するってどういうこと？』金剛出版

野村直樹・橋元淳一郎・明石真（2015）「E 系列の時間とはなにか——「同期」と「物語」から考える時間系」『時間学研究』第 8 巻、37-50 頁

Nomura, N., & Matsuno, K. (2016) Synchronicity as Time: E-Series Time for Living Formations. *Cybernetics & Human Knowing* 23(3): 69-77.

Nomura, N., Muranaka, T., Tomita, J., & Matsuno, K. (2018) Time from Semiosis: E-Series Time for Living Systems. *Biosemiotics* 11(2): 65-83.

Lewis, O. (1963) *The Children of Sanchez.* Vintage Books.（オスカー・ルイス（1969）『サンチェスの子供たち 1、2』柴田稔彦・行方昭夫訳、みすず叢書）

松野孝一郎（2000）『内部観測とは何か』青土社

3 ナラティヴアプローチと オープンダイアローグ

野口裕二

　オープンダイアローグはナラティヴアプローチから多くの刺激を受けて誕生した。1990年代に家族療法の領域で注目された社会構成主義とナラティヴアプローチがオープンダイアローグを生み出す大きな要因となった。そして、オープンダイアローグはそうした動きに刺激されながらそれらを乗り越える視界を手に入れた。では、オープンダイアローグはナラティヴアプローチから何を受け継ぎ、どこを乗り越えたのか。両者の共通点と相違点は何か。これが本稿で検討する課題である。この問題についてはすでに何度か論じてきたので（野口 2015、2017a、2017b）、まずはその議論を振り返り、その後に、セイックラ自身がこの問題についてどのように言及してきたかを検討する。なお、本稿でナラティヴアプローチという用語は、社会構成主義を基礎に置いて言語と物語の役割を重視する立場を広く指すものとして用いることにする。

1　共通点と相違点

　まず最初に、オープンダイアローグとナラティヴアプローチの共通点を整理しておこう。セイックラも述べているとおり、オープンダイアローグは同じ北欧圏ということもあってアンデルセン（Andersen 1991）らのリフレクティングチームから大きな影響を受けている。専門家と家族とその他の関係者が一緒になっておこなうミーティングという形式はアンデルセンらと共通

である。また、オープンダイアローグは、アンダーソンら（Anderson & Goolishian 1988）の考え方、ホワイトら（White & Epston 1990）の考え方からも大きく影響を受けている。「社会構成主義」の立場に立ち、「介入の対象」、「構造」、「ゲーム」などの用語を使わずに、「複数の主体」、「複数の声（多声性）」を重視し、「言語パラダイム」に立脚し、「ポスト構造主義的視点」をとる点は彼らと同様であるとセイックラも述べている（Seikkula & Olson 2003）。システムの客観的構造を診断し介入するという古典的システム論、セラピストを含んだシステムを視野に収めるセカンド・オーダー・サイバネティクスを経て、言語システムとしての治療システムへと行き着いた「言語論的転回」の流れのなかに彼らの実践もまた位置づけることができる。

　一方、相違点は次の三点にまとめることができる。その第一は、「ネットワークの再生を直接目指す点」である。ナラティヴアプローチにおいて、まず目指されるのは本人または家族が「問題の染み込んだストーリー」から脱出し「問題」を解消していくことであった。そして、それが解消した後にネットワークや社会へと復帰していく。ホワイトらはその「社会復帰」を円滑にするために、「認定書」の発行や「定義のための儀式」などのさまざまな工夫をおこなった。これに対して、オープンダイアローグは直接、復帰すべきネットワークや社会の再建に取りかかる。本人や家族が変化してから社会復帰するのではなく、ネットワークそれ自体から手をつけるのである。オープンダイアローグは本人と本人が復帰すべき社会をセットで再生しようとする。このように考えると、ナラティヴアプローチは「病理モデル」や「個人モデル」を否定しながらも、なお、それらの残像のようなものを引きずっていたことがわかる。

　第二は、「いまだ言葉が与えられていない経験に言葉を与えることを重視する点」である。ナラティヴアプローチにおいては、専門家言説などの呪縛からいかに解放されるかという点に重点があった。そこでは、ひとびとを呪縛するドミナントストーリーからいかに脱し、新しいオルタナティブストーリーをいかに構築していくかに焦点があった。これに対して、オープンダイアローグではその点は強調されない。そうではなく、言葉をもたない経験に言葉を与えていくことが強調される。この違いは、病気の種類や状態ともお

そらく関係している。ナラティヴアプローチが長い間治療に通いながら改善しない困難ケースを扱って注目されたのに対し、オープンダイアローグは統合失調症の初期を主な事例としているからである。しかし、このような違いを考慮にいれてもなお、ナラティヴアプローチとの強調点の違いを見出すことができる。

　第三は、「結果として生じる愛の感情を重視する点」である。セイックラらはオープンダイアローグを「愛の具現化」ととらえる興味深い論文（Seikkula & Trimble 2005）を発表しており、「感情」について明示的に論じてこなかったナラティヴアプローチとの大きな違いを見せている。セイックラらは「なぜ、ネットワークミーティングにおける対話が治療的経験となるのか」という問いを立て、「愛の感情が、専門職を含むネットワークメンバーの間で交わされ共有されるときに変化が起こる」、「愛の感情が生まれることは、ひとびとの「感情の相互調整」がうまくいっていることの指標となる」と述べている。オープンダイアローグはネットワークを修復して対話を復活させる。しかし、それだけではまだ十分とは言えない。そうした対話を通してひとびとの間に愛の感情が生まれるとき、それは治療的効果をもつ。「誰もいない場所」（Seikkula & Olson 2003）にひとり佇む患者にとってこれがもっとも必要なものであることは容易に想像がつく。ナラティヴアプローチが実際には重要な指標として活用しながら明示的に論じてこなかった「感情」、その重要な働きについて正面から論じる点にオープンダイアローグの大きな特徴がある。

　以上の三点の相違点のうちその中核となるのは、第一の「ネットワークの再生を直接目指す点」である。こうした考え方の背景には精神病に関する彼ら独特の考え方がある。

　「精神病は人間関係の破綻から生じる」。「精神病は頭の中に宿るのではありません。家族のメンバーの間に、人と人の間に宿るのです」。「病気は関係の中に存在します。症状が出た人は、悪い状況を可視化している。患者は『症状を身にまとい』、重荷を背負っているのです」（Whitaker 2010）。ここでは、精神病が具体的な対人関係のあり方の問題であること、普通のコミュニケーションの世界から疎外され孤立した状態こそが問題であることが主張さ

れている。脳内のなんらかの変化が対人関係のあり方に表れるのではなく、対人関係の不備それ自体が精神病と呼ばれているということである。

　こうして、治療の目標は脳内の状態を変化させることではなく、具体的な対人関係のあり方を変化させることに置かれる。主要なネットワークメンバーが集まるミーティングはまさに対人関係の修復の第一歩となる。あらゆる治療的決定を本人を含むミーティングの場でおこなうことはネットワークの実質化と強化を意味する。つまり、ここで、ネットワークメンバーは単に本人の適応を支えるための手段なのではない。それは本人に必要なものそれ自体、治療の目的それ自体と言える。普通のコミュニケーションをする場から疎外され孤立していることが問題なのだから、普通のコミュニケーションができる場を作ることが目的となる。ネットワークを使って治療するのではなく、ネットワークの欠陥を治療するのでもなく、ネットワークの再建それ自体が目的となる。

2　セイックラ自身による言及

　以上、オープンダイアローグとナラティヴアプローチの共通点と相違点について、筆者がこれまで指摘してきた点を紹介した。これらは言うまでもなく、筆者の立場から見て重要と思われる点であり、セイックラ自身がかならずしもそう主張していたわけではない。では、セイックラ自身、両者の関係についてどのように述べていたか。文献上で確認できるものを検討してみよう。

2.1　「問題の外在化」との違い

　　マイケル・ホワイト（〔White〕1995）は問題の外在化というナラティヴな実践を精神病に適用しました。この方法は慢性的に生ずる敵対的な声を彼らの内的な経験の表われとしてではなく彼らの外部にあるものと位置づけることでその影響を弱めようとします。オープンダイアローグも同様に外在的で社会的な対話を志向しますが、ネットワークをより正式な要素として扱います。北欧以外の家族療法は急性精神病に関してネ

ットワークを利用してきませんでした。(Seikkula & Olson 2003)

　「オープンダイアローグも同様に外在的で社会的な対話を志向」すると述べられているが、オープンダイアローグにおいて「問題の外在化」のような特定の語り方が推奨されているわけではない。「外在的で社会的な対話」という表現で意図されているのは、いわゆる「内在化モデル」や「病理モデル」にとらわれずに「問題」をオープンに語り合うという意味合いであろう。厳密に言えば、「多声性」という観点からは、「外在化」も「内在化」も含めてさまざまな語りが自由に語られてよいはずである。

　それよりもここで強調されているのは、「ネットワークをより正式な要素として扱う」という点である。これは、本人をとりまく家族、友人、同僚などのネットワークをミーティングの主要なメンバーとして位置づけて参加してもらうことを意味している。前節で述べたとおり、ナラティヴアプローチでは、ネットワークは本人が回復してから復帰していくべき場所であり、臨床実践を構成する要素としては副次的な存在だった。これに対して、オープンダイアローグでは、ネットワークはミーティングの不可欠の構成要素であり、かつ、単なる手段ではなく、それ自体直接再生すべきものとして位置づけられている。ここに、ナラティヴアプローチとの大きな違いがある。

2.2　「無知の姿勢」との違い

　　不確実性への耐性は、アンダーソンとグーリシャン（〔Anderson & Goolishian〕1992）が提唱した「無知の姿勢」を連想させますが、それとは異なります。そこで提案されたのは、クライアントが専門家に、専門職が素人になるような知のあり方でした。しかし、フィンランドのアプローチが明らかにしたのは、「他者と共にある在り方」、「自己と共にある在り方」です。「在ること」と「知ること」は別物なのです。(Seikkula & Olson 2003)

　「不確実性への耐性」と「無知の姿勢」は、専門家が診断したり指示したりしない点、それゆえその後の見通しが立ちにくいという点でたしかに似て

いる。しかし、「無知の姿勢」はあくまでセラピストがクライアントに向き合うときの姿勢、セラピストがクライアントに教えてもらうという関係を重視するものであるのに対し、「不確実性への耐性」はセラピストだけでなく、ミーティングに参加する者すべてに求められる姿勢である点で異なる。そこでは、すべての参加者がすべての参加者から「教えてもらう」立場に置かれる。さらに、すべての参加者は「教えてもらう側」だけでなく「教える側」にもなる。

　つまり、「無知の姿勢」との最大の違いは、参加者がこの二つの役割を同時に自然にこなしていく点にあるといえる。「無知の姿勢」のように専門家が教えてもらう役割に徹するのではなく、専門家もまた自分の思いを他の参加者に「教えてあげる」側にも回る。こうした役割の相互性がオープンダイアローグの大きな特徴であり、「不確実性への耐性」は、こうした相互性を保障するための重要なルールとなっている。そして、こうした「相互性」はたしかに、「知ること」ではなく「在ること」へ、ミーティングという場での参加者の「在り方」へと議論の焦点を移している。

2.3　「リフレクティングチーム」との違い

　　リフレクティングで話し手と聞き手が交代する、それは患者と家族に、自らの経験を再構築するための新たな機会をもたらすでしょう。オープンダイアローグはリフレクティングチームの考え方に影響を受けていますが、それほど構造化されておらず、より自然発生的な議論である点で異なっています。（Seikkula & Olson 2003）

　リフレクティングチームとの関係については別章で詳しく論じられるのでここでは簡単にふれておこう。オープンダイアローグにおけるリフレクティングは「構造化されておらず、より自然発生的」におこなわれる。それは、患者や家族の変化ではなく、ネットワークの創造が目的だからと考えることができる。患者家族のネットワークと専門家のネットワークが一堂に会してそれら全体からなる新たなネットワークが作られていく。そのとき、あらゆる参加者のあらゆる組み合わせによる対話が可能になり、専門家同士の対話

もそうした可能な組み合わせのひとつとして自然に発生することになる。

2.4　ナラティヴセラピーとの違い

　　オープンダイアローグはナラティヴセラピーとも共通点があります。いずれも現実に対して社会構成主義的な視点を共有しているからです。ただし、誰がナラティヴをつくるのかについての考え方は異なっています。ナラティヴセラピストは問題だらけのストーリーを再解釈しようとします。しかし対話主義的なアプローチでは、討議的になりやすいモノローグから、できるだけ離れることを目指します。ナラティヴセラピーではナラティヴには作者がいますが、オープンダイアローグにおいては、新しいナラティヴは参加者全員による共同制作物なのです。ガーゲンとマクナミー〔Gergen & McNamee 2000〕はオープンダイアローグを「変容をもたらす対話」と名づけていました。（Seikkula 2002）

　「新しいナラティヴは参加者全員による共同制作物」という点は、実はナラティヴセラピーも変わらない。ナラティヴセラピストはひとつの正解や真実は存在しないという立場からあくまでひとつの可能な解釈として自分の考えを提示する。そして、クライエントとともに新しい物語の「共著者」となることを目指す。この意味で新しい物語が「参加者全員の共同制作物」であることに変わりはない。

　違いがあるのは、「参加者」の数と種類であろう。ナラティヴセラピーでは通常ひとりのセラピストが患者家族とセッションをおこなうことが多い。したがって、そのひとりのセラピストの言葉や解釈の影響がどうしても大きくなりがちである。これに対して、オープンダイアローグでは複数の専門家が参加するので、ひとりの専門家の影響力は相対化される。さらに、専門家が患者家族に向かってではなく、専門家同士で会話ができること、すなわち、リフレクティングができることも大きな違いを生む。リフレクティングでは、ひとりの専門家の解釈は可能な解釈のひとつにならざるをえないからである。こうして、さまざまな解釈や思いが並立するなかで、徐々に何かが共有されていく。文字通りの「参加者全員の共同制作」がなされるのである。

以上の4点は、2000年代の初めに、セイックラが論文のなかで主張していたことがらである。では、現在、セイックラはどう考えているか。2017年に来日して日本家族療法学会でおこなった特別講演の記録から2点を抜粋する。

2.5　ミーティングの目標

人が集まり、苦しみや痛みの感覚をいかに共有するかが重要です。私たちはクライアントが明瞭な人生の物語を語れるようになることを期待しているわけではありません。セラピストとして解釈したり、リフレーミングしたり、ユニーク・アウトカムを探したりといったことは重要ではありません。そのひとが感じていることを、今ここで共有することが重要なのです。(セイックラ 2018)

「明瞭な人生の物語を語れるようになること」はたしかにナラティヴアプローチが追求してきたもののひとつであるが、オープンダイアローグはそれを目標としない。そうではなく、「そのひとが感じていることを、今ここで共有すること」が目標とされる。これは両者の大きな違いである。「物語」というメタファーは背景に退き、かわって、「苦しみや痛みの感覚」、「今感じていること」が前景に現れている。これは、前節で指摘した「いまだ言葉が与えられていない経験に言葉を与えることを重視する点」とも重なり合う。苦しみや痛みをもたらす物語からの解放ではなく、いまだ語られなかった痛みや苦しみに言葉を与えることが重視される。そして、それをネットワークで共有しネットワークで背負うのである。

2.6　支援の焦点

対話的実践は精神科的支援の焦点を、治療技術や方法論から人間の生活の基本的価値へと移したものです。家族の愛ほどひとをつなぐ基本的な価値はありません。(中略)孤立のなかに愛情が存在しないのと同様に、愛情のない対話は存在しない。愛とは対話的であるということなのです。(セイックラ 2018)

この文章はナラティヴアプローチとの違いというよりは従来の精神科的支援全般との違いを述べたものであるが、きわめて重要な内容を含むのでとりあげておこう。

　愛があるからと言って対話が成り立つわけではない。しかし、対話が成り立っているとき、そこには愛がある。うまくいったミーティングの場には愛の感情が流れている。ナラティヴアプローチは社会構成主義に基づく独自の方法論として登場して成果をあげてきた。オープンダイアローグは同じく社会構成主義から出発しながら、方法論であることを超えて、「人間の生活の基本的価値」へと焦点を移した。愛のある生活、愛のある関係、愛のあるネットワーク、これらはみな、対話によって成り立つ。そうした対話が生ずる場を創造していくことが精神科的支援の目標であることが明確に宣言されている。方法論が重要なのではなく、結果として達成される生活の価値がより重要である。このことをオープンダイアローグはわれわれに教えている。

3　おわりに

　以上、オープンダイアローグとナラティヴアプローチの違いについて、筆者独自の観点から三点を指摘し、その後に、セイックラ自身がそれをどうとらえてきたかを検討した。筆者が指摘した三点はいずれもセイックラによっても言及されていたが、一方で、筆者が指摘しなかった重要な相違点も主張されていた。それらを最後にもう一度確認しておこう。

　そのひとつは、2.2で主張されていた「知ること」と「在ること」の違いについてである。ナラティヴアプローチにおける「無知の姿勢」はセラピストがクライエントに向き合うときの姿勢として革新的なものだった。しかし、それは、基本的に一対一の面接場面を想定したものであり、そこでいかにしてナラティヴの自由な展開を促すかについての方法論だった。これに対して、オープンダイアローグが主張する「不確実性への耐性」は、ミーティング場面で多数の参加者全員に求められる姿勢であり、それは、いかなる声も無視されず抑圧されないための工夫であった。ナラティヴアプローチは個人のナラティヴの自由な展開を重視し、オープンダイアローグはすべての声が抑圧

されない関係を重視する。「知ること」と「在ること」の違いは、個人に焦点を置くか、関係に焦点を置くかに関する重要な違いとして理解することができる。

　もうひとつの違いは、2.6 で述べられた「支援の焦点」についてである。オープンダイアローグが提起するのは「方法論」ではない。そうではなく、「人間の生活の基本的価値」である。「愛」への着目もこの点から必然的に導かれる。とはいえ、オープンダイアローグがきわめてユニークで魅力的な方法論であることも疑いない。私たちは思わずその方法論に魅了されてしまう。しかし、ここで、間違えてはならないのは、何のための方法論かという点である。オープンダイアローグのユニークな方法論は「人間の生活の基本的価値」を実現するためにある。より大事なのは「方法論」ではなくこの「価値」を実現することである。ナラティヴアプローチは革新的な「方法論」として自らを主張してきた。オープンダイアローグは「方法論」ではなく実現すべき「価値」として自らを主張する。ここに両者の大きな違いがある。

　ナラティヴアプローチは、ひとびとを呪縛するドミナントストーリーの支配から脱する方法を開拓しオルタナティブストーリーを生み出して、数多くの「解放の物語」を蓄積してきた。一方、オープンダイアローグは、患者のネットワークと専門家のネットワークが融合した場で多声性が響き合う対話的関係を生み出して、数多くの「共同の物語」を蓄積してきた。「解放の物語」と「共同の物語」、われわれはこの二つの物語を今後とも必要とするであろう（野口 2018）。オープンダイアローグはナラティヴアプローチが十分に検討してこなかった「共同の物語」の重要性をわれわれに教えてくれた。しかも、それが、単なる方法論ではなくわれわれが目指すべき価値であることを明確に宣言した。ここに、オープンダイアローグの重要な貢献がある。

文　献

Andersen, T. (1991) *The Reflecting Team: Dialogues and Dialogues about the Dialogues.* W. W. Norton.（トム・アンデルセン（2001）『リフレクティング・プロセス』鈴木浩二監訳、金剛出版）

Anderson, H., & Goolishian, H. A. (1988) Human Systems as Linguistic Systems:

Preliminary and Evolving Ideas about the Implications for Clinical Theory. *Family Process* 27(4): 371-393.（ハーレーン・アンダーソン／ハロルド・グーリシャン／野村直樹（2013）『協働するナラティヴ——グーリシャンとアンダーソンによる論文「言語システムとしてのヒューマンシステム」』野村直樹訳、遠見書房）

Anderson, H., & Goolishian, H. A. (1992) The Client is the Expert: A Not-Knowing Approach to Therapy. In McNamee, S., & Gergen, K., eds. *Therapy as Social Construction*. Sage. pp. 54-68.（ハーレーン・アンダーソン／ハロルド・グーリシャン（1997／復刊 2014）「クライエントこそ専門家である——セラピーにおける無知のアプローチ」、シーラ・マクナミー／ケネス・J・ガーゲン編『ナラティヴ・セラピー——社会構成主義の実践』野口裕二／野村直樹訳、金剛出版、59-88 頁、復刊、遠見書房、43-64 頁）

Gergen, K. J., & McNamee, S. (2000) From Disordering Discourse to Transformative Dialogue. In Neimeyer, R. A., & Raskin, J. D., eds. *Constructions of Disorder: Meaning-Making Frameworks for Psychotherapy*. American Psychological Association. pp. 333-349.

野口裕二（2015）「ナラティヴとオープン・ダイアローグ——アディクションへの示唆」、『アディクションと家族』第 30 巻第 2 号、104-109 頁

野口裕二（2017a）「ソーシャルネットワークの復権」、『ナラティヴとケア』第 8 号、96-100 頁

野口裕二（2017b）「オープンダイアローグとナラティヴアプローチ——個人化を超えて」『精神療法』第 43 巻第 3 号、352-357 頁

野口裕二（2018）『ナラティヴと共同性——自助グループ・当事者研究・オープンダイアローグ』青土社

Seikkula, J. (2002) Open Dialogues with Good and Poor Outcomes for Psychotic Crises: Examples from Families with Violence. *Journal of Marital and Family Therapy* 28(3): 263-274.（ヤーコ・セイックラ（2015）「精神病的な危機においてオープンダイアローグの成否を分けるもの——家庭内暴力の事例から」、斎藤環著・訳『オープンダイアローグとは何か』医学書院、117-147 頁）

セイックラ、ヤーコ（2018）「特別講演：重篤な精神科的危機において他者性を尊重すること——オープンダイアローグの貢献」、『家族療法研究』第 35 巻第 3 号、39-44 頁

Seikkula, J., & Olson, M. E. (2003) The Open Dialogue Approach to Acute Psychosis: Its Poetics and Micropolitics. *Family Process* 42(3): 403-418.（ヤー

コ・セイックラ／マリー・オルソン（2015）「精神病急性期へのオープンダイアローグによるアプローチ——その詩学とミクロポリティクス」、斎藤環著・訳『オープンダイアローグとは何か』医学書院、81-115 頁）

Seikkula, J., & Trimble, D.（2005）Healing Elements of Therapeutic Conversation: Dialogue as an Embodiment of Love. *Family Process* 44(4): 461-475.（ヤーコ・セイックラ／デイヴィッド・トリンブル（2015）「治療的な会話においては、何が癒やす要素となるのだろうか——愛を体現するものとしての対話」、斎藤環著・訳『オープンダイアローグとは何か』医学書院、149-181 頁）

Whitaker, R.（2010）*Anatomy of an Epidemic: Magic Bullets, Psychiatric Drugs, and Astonishing Rise of Mental Illness in America*. Crown.（ロバート・ウィタカー（2012）『心の病の「流行」と精神科治療薬の真実』小野善郎監訳、福村出版）

White, M., & Epston, D.（1990）*Narrative Means to Therapeutic Ends*. W. W. Norton.（マイケル・ホワイト／デイヴィッド・エプストン（1992／新訳版 2017）『物語としての家族』小森康永訳、金剛出版）

White, M.（1995）*Re-Authoring Lives: Interviews & Essays*. Dulwich Centre Publications.（マイケル・ホワイト（2000）『人生の再著述——マイケル、ナラティヴ・セラピーを語る』小森康永・土岐篤史訳、ヘルスワーク協会）

※ セイックラの論文の訳は原則として斎藤環著・訳（2015）を用いたが、「2.1 「問題の外在化」との違い」の部分のみ独自の訳を用いた。

4　コンテクストとしての
　　リフレクティング

矢原隆行

1988 年 3 月、5 人のフィンランド人がやって来た。ヤーコ・セイックラと
その同僚たちだ。彼らは、早朝、北フィンランドのトルニオを発ち、冬の
嵐のなか 8 時間も車を走らせて、ちょうど正午にトロムソに到着した。彼
らは「リフレクティング・チーム」と呼ばれる何かが北ノルウェーで生じ
ていると聞き、それについて知りたがっていた。実に興味深いことに、彼
ら自身も語るべき多くのことを有していた。(Andersen 2006)

1996 年のことだ。ヤーコ・セイックラと彼の同僚たちはフィンランドでの
実践を進めていた。けれど、彼らのしていたことは他のどこにも知られて
いなかった。だから、もし彼らがやめてしまったり、ヤーコに何かあった
ら、全てが崩れ去ってしまうだろうと思われた。それで僕は、もう少し拠
り所を確保しないといけないと考えたんだ。今では八つの異なる国々で 35
のプロジェクト、35 の拠り所がある。(Andersen 2007a)

1　はじめに

　ノルウェー北部で生まれたリフレクティングとフィンランド西ラップラン
ドで生まれたオープンダイアローグとの関わりについて述べようとするとき、
まず思い浮かぶことの一つは、そのどちら側からどちら側をながめるのか、
ということ。もう一つは、それぞれの言葉が指し示す事柄の範囲をどのよう
に設定するのか[1)]、ということだ。これらを闡明せず、両者の関わりについ
て論じるなら、巧まずして読者を管窺に誘うことにもなるだろう。

オープンダイアローグの哲学を論ずる本書の場合、オープンダイアローグの側から分かりやすくその革新性を強調するために、そこにつながる諸思想や諸実践を矮小化し、それらを過去のもの、すでに動きのないもののように描いてしまうなら、かえってオープンダイアローグの開けゆく可能性を閉ざしてしまうことになると思われる。とりわけ、巷間伝えられている以上に深い関わりを有するリフレクティングとオープンダイアローグとの結び様は、実に多層的だ。

以下、本章では、本邦でもよく知られるリフレクティング・チーム誕生の場面と、そこにいたるまでの、まだあまり知られていないトム・アンデルセン（Tom Andersen）の歩み（第2節）、リフレクティング・チームという言葉と形式を速やかに脱したアンデルセンのリフレクティング・トークとリフレクティング・プロセスの含意（第3節）、オープンダイアローグにおけるリフレクティング・トークの意義（第4節）、リフレクティング・プロセスの文脈においてながめることで広がるオープンダイアローグの可能性（第5節）について見ていく。企図するのは、本邦のオープンダイアローグの文脈において、ときに形式的なミーティングの技法として矮小化される嫌いのあるリフレクティングについて、その深さと広さを素描すること、それを通してオープンダイアローグのさらなる可能性を開くことだ。

2　リフレクティング・チームの誕生とそれまでのアンデルセンの歩み

2.1　リフレクティング・チームの誕生

1985年3月のある日、当時、ミラノ派家族療法（Milan systemic family therapy）の影響のもとで実践と探求を重ねていたアンデルセンらは、1人

---

1) セイックラらは、彼らの第二の主著（Seikkula & Arnkil 2014）のなかで「オープンダイアローグ」という言葉を二つの観点、すなわち、フィンランド西ラップランドにおいて独自に発展した精神医療における危機対応アプローチとしてのそれと、あらゆる人間関係、関わりの実践に関する人々のあいだの制約のない（open-ended）対話的あり方としてのそれとに区別し、前者を大文字の 'Open Dialogue' と表現している。同様に、本章で述べる通り、「リフレクティング」という言葉が表す範囲についても、やはりいくつかの水準を区別することができる。

の若い医師と家族との面接をワンウェイ・ミラーの背後から見つめていた。長きにわたる悲惨な状況に消沈するその家族に対し、なにか楽観できるような質問をするようにと３度にわたりワンウェイ・ミラーの背後の別室で面接者に指示を与えた彼らは、面接室にもどった医師がすぐにまた家族らの悲惨さのなかに引き戻されてしまう様子に直面し、数年前から温めていたアイデアを実行にうつす。面接室のドアをノックし、明かりと音声を切り換えてしばらく自分たちの話を聞いてみたいかどうか、家族らに尋ねたのである。この提案は予想に反して家族に受け入れられ、画期的な「何か」がそこで生じる。アンデルセンらの会話が一段落し、ふたたび明かりと音声の切り換えられたミラーの向こうには、先ほどまでとは大きく異なる家族の姿があった。彼らは短い沈黙の後、互いに微笑みながら今後のことについて前向きに話し始めたのである。こうして生まれた新たな面接形式は、家族や面接者も含め、関わったすべての人々に気に入られ、リフレクティング・チームと名付けられる。そして、1987 年、*Family Process* 誌に論文（Andersen 1987）が発表されるや、リフレクティング・チームの名は、瞬く間に世界中に知られるようになる。

　当初のリフレクティング・チームは、ワンウェイ・ミラーの背後に専門家チームを置き、面接中にチームを利用するという点で従来のミラノ派の方法と似ているが、ミラノ派がクライアント家族に専門家チームの協議の模様を見せなかったのに対して、そのやり取りのすべてをオープンにする点で大きく異なる。また、家族に対して積極的介入をおこなわないこと、先入観を避けるため、事前に専門家間での協議をおこなわないことなども、従来の方法とはずいぶん異なる。端的に言えば、彼らは、ミラーを介した二つの部屋の反転というシンプルかつシンボリックな一歩を通して、従来の〈観察する者＝治療者〉／〈観察される者＝クライアント〉という固定化された一方向的な階層構造を大きく転換させたのであり、〈観察する者＝治療者〉に課されていた「評価」と「介入」という役割を手放したのだった。

　ある意味で、あまりに無防備に見えるその方法は、当時の家族療法家たちに大きな衝撃を与えた。本章のエピグラフに引いた 1988 年のセイックラらによるトロムソ訪問の場面にも、全く新しいアイデアに触れた当時の人々の

興奮が見てとれる。まだオープンダイアローグという言葉が生まれる前[2]、ケロプダス病院における初期の研究実践が始動しつつあった頃のことだ。

このように劇的に誕生したリフレクティング・チームは、しかし、決してたんなるその場の思いつきや偶然によって生じたものではない。以下では、そこに至るアンデルセンの歩み、そこに含まれる数ある岐路から二つを紹介しよう。一つは、1976年、彼がトロムソ大学に着任してすぐに開始したプライマリ・ケアとの連携プロジェクト、もう一つは、ノルウェーで開発された独自の理学療法 'Norwegian psychomotor physiotherapy' の創始者として知られるアデル・ビューロー＝ハンセン（Aadel Bülow-Hansen）らと取り組んだ1983年からの共同研究だ。多数の岐路のなかから、とりわけ、この二つのエピソードを取り上げたのは、二つのエピソードがそれぞれの水準（精神医療システムの水準と身体的相互行為の水準）において、オープンダイアローグの文脈としてのリフレクティングの特質を感受するのに有効と考えたゆえである。

2.2 プライマリ・ケアとの連携プロジェクト

1976年、北極圏内に位置するトロムソ大学で社会精神医学を教授する立場となったアンデルセンは、精神医療が患者の日常的な生活の場にできる限り近いところ、すなわち、プライマリ・ケアの担い手によって提供されるべきだと考えた。当時、住み慣れた地域から遠く離れたトロムソの精神科病院に入院するということは、その人の地域や家庭とのつながりが断たれてしまうことを意味しており、いったん断たれたそのつながりを修復するのは容易ではなかったためだ。彼のそうした思いの背景には、精神科医としての道を歩む以前、僻地の一般医として家々に往診していた際の記憶、たとえば、患者を心配する家族や隣人が大勢で隣室から診察の様子を見守っている姿があった。

しかし、その頃のトロムソには、病院外でメンタルヘルス・サービスを提供するシステムは、ほとんど存在していなかった。アンデルセンは、ただち

---

2) Seikkula & Arnkil（2014）によれば、オープンダイアローグという言葉が最初に用いられたのは、1995年の論文においてのことだ。

に政府当局から資金援助を得て、1人の心理士と3人の精神科看護師、3人の精神科医からなるグループをつくり、プロジェクトを開始する。この取り組みについて記録を残しているヴィエ・ハンセン（Vidje Hansen）によれば、このグループの目的は主に三つ。①あらゆるプライマリ・ケアのスタッフ（その職種にかかわらず）の相談に応じること、②患者とプライマリ・ケア提供者との関係を断つことなく外来治療をおこなうこと、③病院への入院をコミュニティ・ケアへと転換すること、であった（Hansen 1987）。

　このとき、アンデルセンらが治療方法として用いたのが米国の MRI（Mental Research Institute）やミラノ派の家族療法である。このセラピーの場には、ソーシャル・ネットワークにおける大切な人々が可能な限り速やかに招かれた。また、アンデルセンらは決して精神科病院への入院を勧めることはせず、薬物治療は患者本人や家族から直接に要請があった場合にのみなされたという。1970 年代後半のトロムソでの話だ。

　プロジェクトの詳細な経過について、ここで縷 述 する余地はないが、彼らのグループによるプロジェクトは、当初の目的に対して全体として大きな成果を挙げた[3]。しかし、地域の責任者は、プロジェクトの継続に関して病院の精神科医たちに意見を求め、結果、プロジェクトは打ち切られる。当時、多くの精神科医たちは、適切な医療は病院内でこそなされるものと考えており、アンデルセンたちのやったことは、そうした考えへの挑戦を意味していたためだ。この経験は彼に多くの教訓を与えた。

2.3　アデル・ビューロー＝ハンセンからの学び

　1983 年から 85 年にかけて、アンデルセンは、同い年の理学療法家グドラン・オブレベルグ（Gudrun Øvreberg）とともに、ビューロー＝ハンセンの施術に同席、その様子を撮影し、そこでの患者とのやりとりや、起きていることのすべてを書き起こした[4]。当時、ビューロー＝ハンセンは毎朝 8 時か

3）プロジェクトは 3 年間実施され、グループは総計 914 人の患者に対応した。そのうち精神科病院への入院に至ったのは 65 人（7.9％）であった。また、33 ヵ月間の統制期間と比較し、22 ヵ月間の介入期間において、トロムソ唯一の精神科病院の入院率は、第一病棟で 40％減少、第二病棟で 6％減少している。

ら夕方4時まで1日に7人の施術をおこなっており、彼らはその施術後に話し合いを重ねたという。1986年、その成果は1冊の本（Øvreberg & Andersen 1986）にまとめられ、刊行されている。

　このとき彼が学んだのは、たとえば、こうしたことだ。「彼女の手が柔らかすぎたら、胸の動きに変化は起きない。だが、もしも、その手が少し強ければ、胸のさらなる動きが生じる。もしもその手が強すぎたり、長くやり過ぎたら、人々は大きく息を吸い込んで、吐き出さない。それが彼女のいつも探していることだ」（Malinen, Cooper, & Thomas 2012=2015: 63）。グレゴリー・ベイトソン（Gregory Bateson）に学んだ「差異を生む差異」「変化を生む変化」という概念が、そこではビューロー＝ハンセンと患者の身体間で生き生きと体現されていた。

　さらに、ビューロー＝ハンセンによって促されたのが、「あれかこれか（either-or）」から「あれもこれも（both-and）」へのパースペクティヴの変化である。1984年の秋頃まで、アンデルセンたちはセラピーにおいて家族らに何らかの指示をおこなっていた。「あなた方の状況はこうです」「だから、このようにしてください」といった具合だ。そうした振る舞いの前提には、専門家こそが「正解」を有しているという思い込みが存在する。しかし、ビューロー＝ハンセンは、そのような特定の見方に立つことの危うさを指摘した。彼女は施術をおこなう相手の身体の内側から、常に多様な声を受けとめていた。やがて、アンデルセンたちの話し方は、「あなたがたの理解の仕方に加えて、僕たちはこんなふうに理解しました」「あなた方がしてきたことに加えて、こんなことは想像できるでしょうか」というふうに変化していった。それは、一見ささやかな、しかし、決定的な変化であった。

3　リフレクティング・トークとリフレクティング・プロセス

　前節で触れた通り、1987年にリフレクティング・チーム論文が発表されると、その画期的な会話形式は俄かに世界中の注目を集め、各地でそれをな

　4）アンデルセンと理学療法家たちとの協働は、この期間に限られたものではなく、アンデルセンの生涯にわたって継続した。

ぞる取り組みが始められた。その一方、アンデルセンは、早くも 1989 年刊行の論文のなかで「リフレクティング・チーム」という言葉の使用を最小限に控えるよう示唆している。「なぜなら、そうした設定は、ある話題について会話することと、そうした『話題についての会話』について思いをめぐらせることとの転換を示す『リフレクティング・ポジション』を組織するほとんど無限にあるやり方の一つに過ぎないのだから」（Andersen 1989: 76）。彼が早くからその形式化を危惧し、各所で強調していたように、チームやワンウェイ・ミラーの利用は、あくまで一つのやり方に過ぎず、彼自身、それに囚われることはなかった。

　アンデルセンがここで言うところの「リフレクティング・ポジション」とは、リフレクティング・チーム形式の会話においてリフレクティング・チームが果たす役割をその一例とするような、リフレクティングの促進を担うポジションである。筆者なりに敷衍（ふえん）するなら、それは相手に関わろうとするのでなく、会話に関わるためのポジション。さらに言えば、関係と関係することを可能にするための「間（ま）」を創出するためのポジションである。必ずしもリフレクティング・チームを配置せずとも、リフレクティング・ポジションを組織することは多様に可能だが、逆に、リフレクティング・チームを配置することが直ちにリフレクティング・ポジションを組織することにつながるわけではない。

　筆者は、このリフレクティング・ポジションを中軸として、リフレクティング概念をリフレクティング・チーム、リフレクティング・トーク、リフレクティング・プロセスの三層でイメージすることを提案している（矢原 2016）。まず、ミラノ派家族療法を土台として 1985 年に誕生したリフレクティング・チーム形式の会話を、対面的相互行為場面においてリフレクティング・ポジションを組織するためのセッティングの一例とすると、実際には、さらに多様な対面的相互行為の形態を含むリフレクティング・トークが可能である。アンデルセン自身、チームなしで、1 人の同僚が同席して聞き手とリフレクティングをおこなう最小構成的なリフレクティング・トーク[5]から、多数の聴衆を伴うワークショップや会議形式のコンサルテーションの場で、聴衆をリフレクティング・チームとする大規模なリフレクティング・トークま

で、幅広いバリエーションを提示し、実践している（Andersen 1995）。

　さらに、対面的相互行為における会話を基本とするリフレクティング・トークをその一層として含む広義のリフレクティング・プロセスは、リフレクティング・トークが実現される「場」の文脈形成プロセスをも含み込んだ動的な生成変化のプロセスである。それは各現場でリフレクティング・トークをおこなうことを可能とするための制度や組織の変革、および、各現場でリフレクティング・トークをおこなうことを通して可能となる制度や組織の変革を含意している。

　アンデルセンは、リフレクティング・プロセス概念を次のように定義している。「リフレクティング・プロセスとは、さまざまな参与者が『はなすこと』と『きくこと』のあいだでなす『うつし』に一定のかたちを与えたものと記述できるだろう」（Andersen 1992: 88）6)。

　敷衍すると、アンデルセンにおいて、「はなすこと」は「外なる会話」、「きくこと」は「内なる会話」とも呼ばれる。「はなすこと」が「外なる会話」であることは、イメージしやすいだろう。一方、ここで言われる「きくこと」、「内なる会話」とはいかなることだろうか。「自己との会話」と表現すると、内省のニュアンスが強くなり過ぎる嫌いがあるが、ここで「自己」が意味するのは、ただ人間個人のことばかりではない。そして、それが会話である以上、そこに単一の声のみが存在する、あるいは、一つの声が他の声を支配しているのではなく、種々の声がそこに招かれ、間を保ちつつ共在し、相互のやりとりが生じている状態を意味していると捉えることが適切だろう。「外なる会話」におけるのと同様、自己の内に他なる声を含まないようなモノローグ、孤立した自問自答は、アンデルセンが「きくこと」「内なる会話」と呼ぶものではない。

---

5) アンデルセンとスウェーデンの刑務所でリフレクティング実践に取り組んだユーディット・ワグナー（Judit Wagner）は、これをトライアローグ（trialogue）と名付けている（Wagner 2007）。

6) あえて「うつし」と、筆者が翻訳した原語は、'the shifts' である。リフレクティングという言葉に込められた意味が、英語の 'reflection' のニュアンスと異なることは、繰り返しアンデルセンが強調しており、それは単純な反射を意味するものではない。大和言葉でこそ可能となる「うつし」という表現でアンデルセンの含意を受けとるなら、リフレクティングとは、映しであり、移しであり、写しであるような「うつし」である。詳しくは、矢原（2016）を参照。

リフレクティング・プロセスの実質は、そのようにそれぞれに複数の声が響き合う「外なる会話」と「内なる会話」という二つの異なるパースペクティヴを丁寧に折り重ね、うつし込み合わせていくことに存する。それが適切に進められるなら、二様の会話のあいだにある種の渦が生成されるのを感受することができるだろう。そうした実質を損なわない限り、リフレクティング・プロセスを体現するあり方は融通無碍に可能であるが、折り重ね、うつし込み合わせられるための適度な「間」の創出と涵養、そして、そうした「間」の創出と涵養を実現する（と同時に、それを通して実現される）「場」の創出と涵養という二層の相互形成プロセスがそこに生きていることが何より枢要であることを忘れてはならない。

4　オープンダイアローグにおけるリフレクティング・トークと間

　ここまでの議論を踏まえ、オープンダイアローグにおけるリフレクティング・トーク活用の意義について、あらためて見ていこう。念のために確認しておくと、「アンデルセンのリフレクティングにおいては、チームやワンウェイ・ミラーが用いられていたが、オープンダイアローグでは、より柔軟に自然な形でリフレクティングが活用されている」といった単純な説明が十分なものでないことは、すでに明らかだろう。前節で見た通り、アンデルセン自身が誰よりも早くリフレクティング・チームの形式化、クリシェ化を嫌い、その場の文脈に応じた多様なリフレクティング・トークの可能性を柔軟に探求していた。また、セイックラをはじめとするオープンダイアローグ草創期のリーダーたちとアンデルセンとの親交の深さを考えれば、オープンダイアローグのトリートメント・ミーティング[7]において用いられているリフレクティング・トークを、アンデルセンのそれと別種のものとすることには無

---

7) それが患者に関係する家族や友人らプライベート・ネットワークと専門家たちプロフェッショナル・ネットワークの人々とが集うネットワーク・ミーティングであることに、オープンダイアローグの特徴を見出す向きもあろうが、ネットワーク・ミーティングというスタイル自体は、ケロプダス病院や西ラップランド固有のものではなく、北欧諸国に広く見られる形態である。

理がある。

　大切なことが、目新しさを強調することではなく、そこに通底する生命の実質を見極めることであるとすれば、オープンダイアローグにおいて丁寧に引き継がれているリフレクティング・トークのエッセンスとは、どのようなものだろうか。筆者は、クライアントの前で専門家同士が会話するという目につきやすい表面的形式から、もう一歩踏み込んで、会話の場において丁寧に「間」を創出し、涵養することこそ意に留められるべきと考える。しかし、そもそも「間」とはいかなるもので、実際のオープンダイアローグのミーティングにおいて、それはどのような意義を有するのか。

　セイックラらによるオープンダイアローグの二つの主著には、ほぼ同じ文面で、種々の声のあいだでダイアローグを促進するための四項目からなるガイドラインが提示されている[8]。そのガイドラインのなかで触れられている間の意義とは、次のようなものだ。「『『お父さんがいなくなったら怖い』とおっしゃるんですね』と話しはじめ、少し間をおくことで、クライアントが本当にそう言いたかったのかを考えなおすための『間』をつくるとよいだろう」（Seikkula & Arnkil 2006=2016: 69, 2014: 61-62）。

　「少し間をおく」というさりげない表現は、つい読み流されてしまうかもしれないし、たんにしばらく黙ることと解されてしまうかもしれない。しかし、セイックラらが間の重要性を深く感じていることは、第二の主著で新たに提示された「ダイアロジカルである」[9]ための八項目からなるガイドラインの最後の項目にも見てとれる。そこで彼らは、コルウィン・トレヴァーセン（Colwyn Trevarthen）に言及しつつ、次のように述べている。「対話する人々のあいだの対話のリズムは、『間』と『静寂の瞬間』とを必要とする。それは考えを声に出して話すばかりでなく、人が自己と他者とに話したこと

---

8) 第一の主著では、「どうやって多様な〈声〉たちを引き出すのか、不確実性に耐えるのか」という項目で、第二の主著では、「日々の実践におけるダイアローグの活用」という項目で、同内容のガイドラインが紹介されている（Seikkula & Arnkil 2006=2016, 2014）。なお、彼らがそれらのガイドラインを示す際、ダイアローグの促進が特定のインタビュー技法や介入法のトレーニングによって達成されるものではないこと（むしろ、そうしたものに従うことでダイアローグが妨げられる恐れがあること）を念押ししているのは、実に正当である。

9) それは、いまここにあることを意味すると彼らは述べている。

を聞くことのできる『内なる対話』の空間を保持し得るためのものだ」（Seikkula & Arnkil 2014: 125-126）。アンデルセンが晩年によく描いた「はなしする2人（Two Talking Persons）」（Andersen 2007b: 91）のイメージが目に浮かぶような文章だ。このように引き継がれた実質を見過ごし、クライアントの前で専門家同士が会話するという表面的形式ばかりをまねることは、字義通り「顰みに倣う」こととなるだろう。

　アンデルセン自身は、会話において三種の間を意識すべきと指摘している（Andersen 2007b）。①相手が息を吐いた後、次に息を吸い始める前に生じる間（この時、セラピストが相手に答えを見つけるのを急がせていないなら、相手の次の呼吸は無理なく自然に始まる）、②何かを話した後、たった今自分が話したことについて考えるために生じる間、③今話したことについてリフレクティング・トークであらためて話され、それによりあらためて新鮮に考えるために生じる間。これら三種の間への注視は、一見なにげないことのように思われるかもしれないが、身体的水準、心的水準、社会的水準を貫く彼の会話への配慮の奥深さをよく表している。新奇な会話技法として目につきやすい三つめの間の表面的形式にばかり囚われては、会話は不自然なものとなるかもしれない。自然な呼吸がなされ、自らの発した声をききとり、他者にうつし込まれた自己のことばをながめる。そうした間が会話の参加者たちのあいだで保たれているとき、会話は生き生きとしたものになる。

　このようなリフレクティング・トークにおける会話が、言語記号として示された意味ばかりでなく、身体性を伴う息づかいの速さやリズム、姿勢、声の大きさ、ピッチの変化、そして、間という豊かな次元をも含み込むうえで、第1節に見たビューロー＝ハンセンらとの協働が大きな意味を有していることは、言うまでもない。

5　リフレクティング・プロセスとしてのオープンダイアローグ

　家族療法の歴史の証人であるリン・ホフマン（Lynn Hoffman）は、セイックラらの第一の主著に寄せた序文でこう述べている。「私見では、この2

つのやり方〔オープンダイアローグと未来語りのダイアローグ〕は、トム・アンデルセンのリフレクティング・プロセスと、より巨視的には、『ノーザン・ネットワーク』という彼のヴィジョンの一部にその多くを負っている」(Seikkula & Arnkil 2006=2016: vi)。

さすがの卓見だが、筆者は同時にこう思う。アンデルセンにおけるリフレクティング・プロセスと、彼が仲間たちとともに生み出した「ノーザン・ネットワーク」は、きっと別々のことではない。彼にとって、リフレクティング・プロセスとは、必ずしも対面的相互行為としての会話場面に限定されず、国際的ネットワークのつながりと広がりをもそこで育んでいくようなパースペクティヴにおいて理解されるべきプロセスであったのだ。

本章のエピグラフに引いたアンデルセンの語りには、セイックラたちによるフィンランドでの取り組みを潰えさせまいとする彼の意志が見てとれる。第1節に見た1970年代のトロムソにおけるプライマリ・ケアとの連携プロジェクトと、その挫折という深く刻み込まれた経験は、そうしたプロジェクトを涵養するための「場」を創出し、醸成していくことの大切さをアンデルセンに教えただろう。1996年、アンデルセンは、セイックラらとともにオープンダイアローグとリフレクティング・プロセスに関心を持つ世界各地の仲間たちが集う場 'International Meeting for the Treatment of Psychosis' を設立している[10]。

このように、リフレクティング・プロセスを文脈としてオープンダイアローグをながめるとき、我々はそこにいかなる可能性の広がりを見出すことができるだろうか。かつて筆者は、オープンダイアローグをめぐる二つのオープンさについて指摘した（矢原 2017）。一つは、ダイアローグの場自体が何らかの意味で開かれた形で設定されていること。これを「開かれた場」としてのオープンダイアローグと呼んだ。もう一つは、ダイアローグの働きにより何かがそこで開かれてゆくこと。これを「開けゆく場」としてのオープンダイアローグと呼んだ。そして、「いかに画期的な『開かれた場』がそこに

---

10) 学会のような組織を持たず、明文化された規定等も特に見当たらないにもかかわらず、毎年、開催されるこのユニークな集まりは、2007年春、アンデルセンが不慮の事故に見舞われ急逝した後にも、今日まで世界各地で精神医療の変革に取り組む人々が集う場となっている。

設定されているとしても、それ自体はひとつの静的な器であり、形式である。その場が生きたコミュニケーションの場としてあり、そこに生き生きとした変化が生じるためには、今、この瞬間の応答を通して、新鮮な風が吹き抜けるように、そこに新たな意味が生まれ、瑞々しいパースペクティヴが開かれ続けてゆくことが欠かせない」（矢原 2017: 139）と述べた。

　我々にとって、オープンダイアローグが「開けゆく場」であり続けるためには、それを何らかの確立したシステムや技法として受容することを避け、自らの身をもって、いまここにおける会話の「間」と「場」、二層の相互形成プロセスそのものに参与していくほかないだろう。そして、そこに生ずる渦を涵養すること、様々な水準における「開かれた場」の形をも含め、既存の文脈に内在する凍り付いた揺れ動きそれ自体を矛盾として前景化し、そこに新鮮な風を通し続けること。それこそがリフレクティング・プロセスにはかならない。

文　献

Andersen, T.（1987）The Reflecting Team: Dialogue and Meta-Dialogue in Clinical Work. *Family Process* 26(4): 415-428.

Andersen, T.（1989）Back and Forth and Beyond. *Australian and New Zealand Journal of Family Therapy* 10(2): 75-76.

Andersen, T.（1992）Relationship, Language and Pre-Understanding in the Reflecting Processes. *Australian and New Zealand Journal of Family Therapy* 13(2): 87-91.

Andersen, T.（1995）Reflecting Processes: Acts of Informing and Forming. In Friedman, S., ed. *The Reflecting Team in Action*. Guilford Press. pp. 11-37.

Andersen, T.（2006）The Network Context of Network Therapy: A Story from the European Nordic North. In Lightburn, A., & Sessions, P., eds. *Handbook of Community-Based Clinical Practice*. Oxford University Press. pp. 177-189.

Andersen, T.（2007a）Crossroads, in Anderson, H., & Jensen, P., eds. *Innovations in the Reflecting Process*. Karnac. pp. 158-174.

Andersen, T.（2007b）Human Participating. In Anderson, H., & Gehart, D., eds. *Collaborative Therapy*. Routledge. pp. 81-93.

Hansen, V. (1987) Psychiatric Service within Primary Care: Mode of Organization and Influence on Admission-Rates to a Mental Hospital. *Acta Psychiatrica Scandinavica* 76(2): 121-128.

Malinen, T., Cooper, S. J., & Thomas, F. N., eds. (2012) *Masters of Narrative and Collaborative Therapies: The Voices of Andersen, Anderson, and White.* Routledge. (タピオ・マリネン／スコット・J・クーパー／フランク・N・トーマス編 (2015)『会話・協働・ナラティヴ──アンデルセン・アンダーソン・ホワイトのワークショップ』小森康永／奥野光／矢原隆行訳、金剛出版)

Øvreberg, G., & Andersen, T. (1986) *Aadel Bülow-Hansen's fysioterapi. En metode til omstilling og frigjøring av respirasjon.* Harstad.

Seikkula, J., & Arnkil, T. E. (2006) *Dialogical Meetings in Social Networks.* Karnac. (ヤーコ・セイックラ／トム・E・アーンキル (2016)『オープンダイアローグ』高木俊介／岡田愛訳、日本評論社)

Seikkula, J., & Arnkil, T. E. (2014) *Open Dialogues and Anticipations: Respecting Otherness in the Present Moment.* National Institute for Health and Welfare. (ヤーコ・セイックラ／トム・アーンキル (2019)『開かれた対話と未来──今この瞬間に他者を思いやる』斎藤環監訳、医学書院)

Wagner, J. (2007) Trialogues: A Means to Answerability and Dialogue in Prison Setting. In Anderson, H., & Gehart, D., eds. *Collaborative Therapy.* Routledge. pp. 203-220.

矢原隆行 (2016)『リフレクティング──会話についての会話という方法』ナカニシヤ出版

矢原隆行 (2017)「ダイアローグのオープンさをめぐるリフレクティング」『現代思想』第 45 巻第 15 号、138-145 頁

5　バフチンの対話の哲学

河野哲也

1　オープンダイアローグへのバフチンの影響

　ミハイル・バフチン（Mikhail Mikhailovich Bakhtin, 1895-1975）は、哲学、記号学、文芸批評、心理学、社会学、人類学などさまざまな分野に影響を及ぼしたロシアの哲学者、文芸批評家、記号学者である。ヤーコ・セイックラは、その著作と論文の随所で、オープンダイアローグの理論的支柱が、レフ・ヴィゴツキーの心理学とともに、バフチンの対話の思想にあると述べている（Cf. Seikkula 2002, 2008; セイックラ／アーンキル 2016; Seikkula & Laitila 2012）。

　セイックラは次のように治療における対話の意義を述べている。

　　対話は目的であるとともに、治療における表現の中に存在する一定の方法である。患者（たとえば、精神疾患症状を素早く取り除くとか）や家族（たとえば、家族システムの中に新しい相互作用の形を目指すなど）を変えることに主に焦点を合わせて、それを目指す代わりに、治療の努力の中心は、治療チーム、家族、社会ネットワークの他のメンバーの間の空間に現れる。モノローグ的な対話（monological dialogue）の代わりに、ダイアローグ的な対話（dialogical dialogue）を打ち立てることは、患者や家族によって生み出された発話にどう答えるかについてもっと考えることを意味する。それは現実の会話に参加することを意味する。

（Seikkula 2002: 265）

諸行為を協調させる核が個人の内側に存在する。そういう仕方で個人は生活の主体である。意識を間主観的なものとしてみることは、こうしたものの見方を放棄することである。その代わりに、多声的な自己を記述する。これがバフチンの仕事の核となる部分である。とはいえ、多声的な自己について語ったのは、バフチンが初めてではない。実際、初期の作品では、プラトンは自己を社会的に構成されたものとしてみなしているのである。（Seikkula 2008: 483）

　セイックラによれば、言語とコミュニケーションが現実に意味を与えていく。患者と家族と治療チームが対話をすることで、患者は言語化しにくい経験を言語化し、語られてこなかったことを語ることで、自分を圧倒してくる経験を他者と共有可能な空間に連れ出すことになる。そうして、対話によってその経験は新しく意味づけられ、患者は自分の経験から距離がとれるようになり、自分自身の人生に主体性を回復する（セイックラ／アーンキル 2016: 66）。
　従来は薬物治療が必須と考えられていた統合失調症の治療においても、オープンダイアローグがはっきりした治療効果のエビデンスをもつことが明らかになった。斎藤（2015）が「精神医療の新しい可能性」が見出されるという、その対話の効果はどこから生じてくるのだろうか。治療における対話の本質的な役割とは何であろうか。本章では、セイックラが重視するバフチンの「対話主義（dialogism）」の基本概念、テキストと発話ジャンル、対話の応信性、腹話性、多声性について解説する。

2　テキストと発話ジャンル

　私たちは、認知科学やコンピューター・サイエンスの影響から、言語表現を文法と語彙に基づいて生成される文（センテンス）の集合として捉えてしまう習慣がある。すなわち、言語の最小の単位は単語であり、この単語を文

法に従ってコード化する。そうしてできた文を連ねて聞き手に発信し、聞き手はその文を解読することによって、私たちはコミュニケーションするという考え方である。

　しかしバフチンは、言語表現をまずなにより、「テキスト」あるいは「発話」というより大きな単位でとらえる必要があることを強調する。ここでのテキストとは、言葉の織物としての連続体のことを指し、かならずしも書記されたものではなく、語られたものでも構わない。テキストは、ひと連なりの文の集合である。個々の文ではなく、テキストこそが言語表現の最小単位なのである。他の言い方をするならば、個々の文は、テキストというより大きな文脈の中でこそ、はじめてコミュニケーションの役割を担うようになるのだ。

　バフチンによれば、テキスト・発話には二つの側面がある。ひとつは言語体系である。言語体系とは、文法と語彙からなる言語的コードのことである。外国語の授業などで習う「言語」とは、テキストから主にこの側面を抽出された手段の体系である。言語体系は、テキストのうちにおける反復され再現されたもの、そして、反復可能、再現可能な側面のことである。テキストの中に反復可能な部分がなければ、言語として再現することができない。再現性・反復性を失ったものは、純粋な質的差異の流動となってしまい、もはや人間にとって制御できるものではない。

　もうひとつの側面は、それとは逆に、反復されえない、再現されないものとしてのテキストである。テキストは、個別的で、唯一で、反復されえない出来事である。テキストには、発話者（作者）と聞き手（読者）のみならず、そのテキストに先行する他者の発話や後続する発話、さらに、発話の背景をなす自然環境・歴史・社会・個人の生活が周辺的に織り込まれている。

　バフチンはこのように述べている。「核物理学では実験者が実験システムの一部になる。発話を理解する者も、発話の一部になる。つまり、テキストの一部になるのである」（バフチン 1988: 230）。核物理学の研究は、人間の五感ではできない。実験計測するための器具や装置、それを動かすエンジニアと、おそらくは複数の実験者が協働し、ひとつの実験システムとして働いてはじめて研究が実施可能となる。実験者は実験を主導しているとも言えるが、

他方で、器具や装置、エンジニア、共同研究者というネットワークの存在に最初から依存しているのである。「電話をかける」のは、主体の能動的な行為だろうか。ある意味ではそうであるが、電話機、交換機、電線（ないし電波）、電気、それらのシステムを支えるエンジニア、電話会社の人々といった物と人の複合的なネットワークがあってはじめて成立する。その意味で実に受け身の行為である。

　ひとつの発話も、同じ意味において、発話者と聞き手のみならず、それを取り囲むさまざまな人や物の複合体であるテキストの中でようやく成立する行為である。私たちの個々の発話はコミュニケーションの総体という環境の中に埋め込まれている。セイックラは、科学認識論者であるブルーノ・ラトゥールのネットワーク論に言及し、ひとつの発話はネットワークのひとつの結び目にすぎないものとして扱うべきだと主張しているが、それは以上のような意味においてである（セイックラ／アーンキル 2016: 4）。オープンダイアローグでいう「ネットワーク・ミーティング」とは発話がまさしくネットワークのひとつの結び目であることを明示的に示す機会なのだと解釈できるであろう。

　バフチンにとって、言語学や言語哲学で意味の単位として扱われる「文」は、言語体系の単位にすぎない。それは、いまだに抽象的なものである。生きたコミュニケーション単位とは、あくまで「テキスト（発話）」である。発話者と聞き手が交代するコミュニケーションにこそ、人間の言語活動の本質がある。文法と語彙からなる言語体系はテキストからの抽象であり、生きたコミュニケーションを担うことはできない。バフチンは次のように述べる。

　　言語活動の真の現実とは、言語形態の抽象的な体系でもなければ、モノローグとしての発話でもありません。ましてや、モノローグ＝発話を産出する心的・生理的な作用でもありません。それは、ひとつの発話と多くの発話によって行われる、言語による相互作用という、社会的な出来事です。（バフチン 1980: 208）

　一回限りの出来事であるテキストは反復されず、再現できない。そこで、

バフチンが注目するのはテキストそのものではなく、テキストの中に見出される、まとまった発話のやり取りの安定した類型である「発話ジャンル」にある。

発話は、際限がなく区切りのない発話の連続ではない。テキストは一定の開始点と終了点をもち、それ固有の完結性がある。バフチンは発話の完了を生み出す要因として、「発話の内容が言い尽くされて完結する」、「発話者の意図により、完結が測定される」、「発話ジャンル」の三つをあげている。

まず、発話の連鎖であるテキストは、それがテーマとしている内容が言い尽くされたときに終了する。もはやひとつのテーマが次の発言を喚起することのない状態である。第二に、発話の連鎖をリードする発話者が意図的に完結を宣言したときに終了する。これは内容に関係なく、時間切れとか、何か別にすべきことがあるなどの場合も含まれる。

三番目の「発話ジャンル」とは、全体として発話の連鎖がひとつのまとまりを構成する、比較的に安定した発話の類型である。たとえば、日常的な会話、手紙、軍隊の定型的命令、事務文書、文学、学術論文などがそうである。自由に話し合っているはずの会話においても、私たちは自分たちの発話を一定のジャンルの形式に流し込んでいることがある。発話ジャンルは、発話を一定の形式に組織する。その形式には、発話連鎖の持続時間、構成や顛末の仕方、発話の終わらせ方も含まれている。この発話ジャンルの形式そのものが、発話の連鎖を完結させるひとつの要因となりうる。発話の連鎖を終了させるものは、人間の意図だけでない。発話の内容が言い尽くされること、そして、類型に含まれる形式そのものが発話を完了させるのである。

3　対話の応信性とコミュニケーション

個々の文はそのままでは抽象的にとどまり、コミュニケーションを担うことはできない。文は発話されることによってはじめてコミュニケーションとして機能する。コミュニケーションとは聞き手の返答を引き起こす相互行為である。コミュニケーションとは参加者が互いの発話を参照しあい、相互に変容する行為である。そして、文をコミュニケーションに組み込むのは、あ

くまで生きた身体をもった人間の発話行為なのである。

> その文のあとに期待されるのは、別の話者による返答である。あるいは、返答としての理解である。その文は、全一な発話となることで、独自な意味上の十全な価値を獲得する。(バフチン 1980: 141)

　バフチンはこのことからきわめて重要なテーゼを引き出してくる。言語表現とはひとつの表現の形である。表現とは、それを受け取り、また表現を返してくる聞き手（話者でもある）があってはじめて成立する。単語や文が担うとされる「意味」なるものも、このコミュニケーションの一環に位置を与えられることではじめて機能する。したがって、言語の意味作用の本質とは、世界を単純に表象したり、指示したりすることではありえない。表象もコミュニケーションとしての役割を与えられなければならないからである。意味作用の本質は、表象や指示ではなく、コミュニケーションを通じての他人の活動をガイドし、相互に調整することにあるのだ。
　生きた発話を理解するということは、認知科学者やコンピューター科学者が想定しているように、発話を自分の心の中で脱コード化する（解読する）ことではない。理解するとは、すなわち返答することである。発話を理解するとは、言語的であるか非言語的であるかを問わず、何らかの形で返答を生み出すことである。無言の無表情も、ある発話に対する確かな返答である。それは単純に聞こえていないときの態度とは、まったく異なるはずである。そして、話者も聞き手からの返答をつねに待っている。バフチンは言う。

> 話者が期待するのは、受動的な理解——それはいわば他人の頭のなかにつくり出される自分の考えの模像にすぎない——ではなく、返答、賛同、共感、反駁、遂行その他である。(バフチン 1988: 131-132)

　これが「理解の能動的性質」と呼ばれるものである。新しい理解が生まれるのは、応答の言葉があってこそ、である。対話は、共有された新しい意味を担った現実を生み出す。セイックラは、治療における話し合いも、その場

の誰かが始めたものではなく、そこで語られ始められたこともやはりすべて、それ以前に生じたことへの応答なのだと指摘する（セイックラ／アーンキル 2016: 112）。

　一方、文法の授業で用いられるような文には、応答的な性質がまったく欠けている。そうした抽象化された文は、前後に発話や行為の文脈がなく孤立しており、コミュニケーションの現実から切り離されている。それは、喩え{たと}れば、殺されてもはや動くことはなく、生活している自然から輸送されて部屋に飾られた動物の剥製のようなものである。発話されない文は、十全な意味をもちえない。なぜなら、意味とは、最終的に、聞き手の返答を呼び起こす力能に他ならず、発話されない文にはその力がないからである。どのような発話も、さまざまな他の発話や発話者の振る舞いとで織りなすテキストの一環として捉えなければならない。ひとつの発話はテキストから切り離して、話者との関係でのみ理解されてはならない。

> 発話には、いわば、遠くかすかに聞きとることのできることばの主体の交替の余韻や、対話的な倍音や、極度に弱められ、作者の表情をそっくり透過させるまでになった発話の境界が、縦横に織りこまれているのである。（バフチン 1988: 176）

　セイックラは、「言葉にとって、応答の欠如よりも恐ろしいものはない」というバフチンの言葉を繰り返し引用している（セイックラ／アーンキル 2016: 4）。というのは、応答の欠如とは一切のコミュニケーションの拒否であり、したがって、人間的な交流の拒否、人間性の拒否に他ならないからである。

　この意味で、文や文の集合体を意味の単位としながらも、それをコミュニケーションの相互交流の過程から取り外して研究してきた20世紀の言語学や言語哲学は、バフチンの視点から見れば、テキストからの抽象物と実在との指示関係ばかりを考察し、人間的な交流を無視した研究を進めてきたと批判できるだろう。それは、動物の剥製を見て、それがどのような生活をしているか分かったといっているに等しいのかもしれない。しかも人間的交流を

ないがしろにした言語論は、後に述べる「モノローグ的な対話」、権威主義的な対話に加担してきた可能性が高いのである。

　セイックラによれば、精神療法においては家族と専門家が対話しなければならない。それはすべての言葉に対して応答を返すことであり、そうしてコミュニケーションによって参加者が共進化を起こすのである。

　　家族と専門家が共同するシステムでは、まずは専門家が相互作用の基礎となることからはじまるかもしれず、そうすると相互作用の一方である家族が再び自分たちの困難な問題を考える主体となるだろう。未来への見通しをもてるようになるのである。私たちはかつて、これを共に歩むこと（共進化：co-evolution）と名づけた。それはすべての参加者自身と彼の間の相互作用のいずれもが変化していく相互的な発展過程である。(Ibid. 2016: 133)

4　腹話性と多声性

　バフチンにとって発話とは、抽象的に文を生成するメンタルな出来事ではなく、身体を用いたコミュニケーションである。ここからバフチンは、「腹話性（ventriloquism）」というきわめて注目すべき概念を提示する。腹話性とは、腹話術のことであり、人形使いが、唇をほとんど動かさずに音声を発し、あたかも人形と人形使いが会話しているかのように見せる芸能である。バフチンによれば、私たちの発話は実はこの人形の発話のようなものである。すなわち、誰かが私の唇を奪って発話させているのである。

　バフチンは、私たちの発話が、コミュニケーションが一般的に身体的であることに注目する。私たちが言語を学ぶときには、コンピューターにソフトをインストールするように、脳に文法と語彙を注入するのではない。私たちは言葉を、他人の発する肉声から学ぶ。発話者は、養育者の肉声を模倣して言語の使用の仕方を学んでいく。どのような場面で、どのような発話に応じて、どのような対象を指示しながら、どのようなテーマに関して、どのような発音とアクセントと声色で、どのような表情で、どのような仕草とともに、

養育者がどのような発話をするか、こうした発話の総体を身につけていく。養育者の発話には、本人の意図だけでなく、周囲の環境、対話での微妙なニュアンス、やり取りのリズム、典型表現の行使などが付着し織り込まれている。すなわち、養育者の発話は、全状況的なテキストなのである。

　私たちが言葉を身につけていくときには、こうした発話を取り巻くテキストも取り込まれている。私たちが言葉を学び、自分の意思で発話をしたとしても、最初はその学んだときの他者の発話のあり方を引きずったまま、他人の声を模倣し借りることから始めざるを得ない。いわば借り物のまま言葉を口にして、徐々にその表現を自分のものにしていく以外に言葉の獲得はない。しかも最終的に、私の発話の奥には、唇の先には、微かに他者の声が残り続けるのである。バフチンはこう述べる。

> 他人の言葉は、書き手〔話し手〕の脈絡のなかに移入されても、その本来の指示対象＝内容を保持しつづけ、その言語上の纏りと本来の構成上の独立性も、その痕跡であれ、保存しつづけるものである。（バフチン 1980: 251）

　私たちの発話は、他人の声を通して話すことであり、多かれ少なかれ、腹話なのである。

> 言語の中の言葉は、なかば他者の言葉である。それが〈自分の〉言葉となるのは、話者がその言葉の中に自分の志向とアクセントを住まわせ、言葉を支配し、言葉を自己の意味と表現の志向性に吸収したときである。この収奪（借用・アプロプリエーション）の瞬間まで、言葉は中性的で非人格的な言語の中に存在しているのではなく、他者の唇の上に、他者のコンテキストの中に、他者の志向に奉仕して存在している。つまり、言葉は必然的にそこから獲得して、自己のものとしなければならないものなのだ。（バフチン 1979: 66）

　私たちは、他人の表現を学んで、それを自分が発話する場面に用いていく。

しかし、どの表現も同じように容易に自分の思うままに用いることができるとは限らない。どこかで自分の意図するところにうまく適さず、しかしそれ以上の表現も見つからないために使い続けてはいるが、相変わらず他人の言葉として異物のように留まる表現もある。あるいは、その表現を用いても、自分の文脈になかなかしっくりと同化しないまま、あたかも自分の口から他人の声が出たような、借り物であることをつまびらかにしてしまう言葉がある。腹話は、他人の言葉を自分のものとする過程でありながら、かならずしも他人の発話を吸収しきれずに、しばしば自分でも了解できない異物性をひきずったままの借用に留まることがある。私たちが発話するときには、一度に何人もの声が自分の口から飛び出してくるような出来事なのである。

　これが、このバフチンの言う「多声性（ポリフォニズム、polyphonism）」、すなわち、さまざまな他人の声の残響が異物のままに留まり、もともとの指示対象を保持したままに、自分の中にあるさまざまな声と衝突する状態のことである。そして、この自分の内部でのさまざまな声が争い合っている多声的な状態、これが思考と呼ばれるものに他ならない。思考とは本質的に政治的な活動なのである。なぜなら、それは多様な声の間の絶えざる交渉であり、対立であり、闘争であり、調停であり、和解や妥協だからである。内的モノローグとしての思考では、「すべての言葉が二つの声を持ち、一つ一つの言葉の中で、声たちの論争が生じている」（バフチン 1995: 153）。それは、「完結不可能性（unfinalizability）」、すなわち、「人間の内部にあって決して完結しない何ものか」（Ibid.: 121）なのである。決断や判断とは、その多声的な声をさし当たりの合意に導くことにすぎないのだ。

　しかしこの内なる多声性は、外部に対話を求めていく。内的な対話は、結局は自足することができず、他者との対話を求めていく。自分の内なる声が、他者の口から飛び出すことを求めるように、私たちは対話に期待する。バフチンはそれをこう表現する。

　　あらゆる内的なものは自足することなく、外部に向けられ、対話化される。いかなる内的経験も境界にあらわれ、他者と出会う。この緊張に満ちた出会いの中に、内的経験の全本質が存在する。（バフチン 1979: 250）

セイックラは、意味が作り上げられていくのは、個々人の頭の中ではなくて、対話の参加者の間であることを強調する。参加者は、最初はこれまでの歴史の中で豊かな意味を蓄えられてきた言葉を使って話すが、やがて対話をするものは、その言葉の意味を現在の自分たちの独自の状況にあるように作り上げていくのである。セイックラはこう述べている。

　　　モノローグ的な話し合いでは、患者の行動と診断ばかりが注目される。……しかし、このような〔トラウマを生じるような〕事態ではクライエントの感情的な体験が根っこにあるので、対話的な話し合いのほうが状況全体の意味をうまく理解できるのだ。人間が行動に踏み出す時に肝心なことは、参加者たちの「あいだ」に生まれる。(セイックラ／アーンキル 2016: 118-119)

5　モノローグ的な対話とダイアローグ的な対話

　セイックラは「ダイアローグ的な対話」が、精神療法において最も必要とされると主張する。「ダイアローグ的な対話」という表現は、一見すると冗長ないし同語反復的である。しかし表面的には対話に見えても、対話の真の性質を認めることのできない「モノローグ的な対話」と対比させたときに、「ダイアローグ的な対話」の重要性が浮かび上がってくるのである。

　思考をひとつの主体の混じりけのない発話と考えることは、バフチンにしたがえば、多様な声を一元化して、唯一の発言に同化しようとする態度である。それは、多様な声同士の対話であるはずの思考を、たった一人の独白（モノローグ）にしてしまうことである。それは思考の終わりでもあるのだ。いや、むしろ、人は思考が生み出す多声的で多義的な状況を終わらせようとして、すなわち、考えることを止めるために、私たちはひとつの声を大きくして、他の声を沈黙させてしまうのだ。科学とその専門家は、ひとつの声のモノポリー（占有）に加担してしまうことがある。こうして、何かが抑圧され、何かが病んでくる。

それに対して、複数人による対話は、二重にポリフォニックな活動である。個人のひとつの発話がすでに多声的であり、それが複数の人間によって行われるからである。自分の内なる複数の声が、他人の発話と共鳴することがある。また、他人の発話の二重の響きが、表向き響きに自分が賛意をもっていても、自分の内なる異なった声がそれに反目することもある。「対話は自分自身の声の他者の声による代替を可能にしているのだ」（バフチン 1995: 434）。

　自分自身の声を他者の声の中に見つけ出し、ある声と結合させ、ある声と対立させ、あるいは、見分けがつかないほど融合している複数の声を分離していき、それらの声の中に自分の位置づけを見出していくことが対話なのである。そもそも人格とか、個人とか呼ばれているものは、自分の内側にある安定した心理学的な構造ではなく、他者との多声的な相互交流そのものである。

　先に述べたように、専門家が主導する対話は、患者やその家族を受け身にさせ、専門家が一方的に話すモノローグ的な対話になりがちである。しかし患者の問題は、患者や家族にとって医師による病名とは異なった意味づけをまとっている。セイックラはこう述べている。

　　おそらく医師は「統合失調症」と正しく診断することによって、少年の
　　行動を説明しようとしたのであろう。統合失調症という診断がつくこと
　　で、医師の関心は一段落したのである。しかし合同ミーティングの場で
　　は、ラルスが統合失調症であることに次々に新しい意味が加えられ、そ
　　れは人々のあいだであけっぴろげに語り合われ、新しい意味をまとうよ
　　うになったのである。（セイックラ／アーンキル 2016: 127）

　こうして患者自身を含む、医師と家族の話し合いの場において、「統合失調症」というテーマにポリフォニックな声で意味づけがされるようになり、医学的なモノローグな言葉が多声的な対話となったのである。治療の場面で、医師が患者の訴えることを記述し、それにコメントすることは、実はすでに二つの声が現れている多声的な出来事である。家族を交えたセッションでは、そこにいる患者のことについて語り合うことでさまざまな声が立ち上がり、

ダイナミックなやりとりが行われる。ひとつの発話は、前の発話への応答であり、次の発話による応答を待っている。対話は終了しないし、「一段落」しない。オープンダイアローグでは、この完結しない多声性にこそ焦点が合わせられるという。

　したがって、セイックラは、ミーティングがモノローグになってしまわないように注意を喚起する。社会的な役割によって対話を自分の有利なものとしないようにすること、何かの考えを全員に共通のものとしようとすること、共同作業を行いながらも自分であることを見失わないために参加者はひとりの個人として参加すること、クライエントが参加する話し合いと同じような相互作用が専門家同士での話し合いでも生じうること、こうしたことに留意して対話を進めることが大切である（Ibid.: 51-52）。

　また対話の司会役、ファシリテーターは対話がモノローグに陥らず、参加者の多様な声を引き出すような介入をする必要がある。セイックラはいくつかのガイドラインを示唆している。すなわち、ミーティングの参加者全員ができるだけ早いうちに発言する機会をもてるようにすること、相手が話したことを受けて自分の発言を始めること、患者が何を体験しているかに注意を向けること、専門家同士で自分の観察や考えを振り返ってみること、である（Ibid.: 69-70）。

　対話において実現され、対話において実感されるべきことは、他者を制御できるという幻想を離れて、不確実性と曖昧さ、多義性に耐えて互いに生きていくことである。それは自分の発話すらも、完全に専有化できないことを学ぶことである。私の言葉は何かに取り憑かれており、その取り憑いた他者たちとともに、他者へと向けられるからである。自己の自律性とは、したがって、自分のことを自分で専有できた、自分で自分を制御できたと幻想することではなく、多声的な自分のあり方を自覚して、それらの声たちを敏感に弁別することに存するのである。

文　献

バフチン、ミハイル（1980）『言語と文化の記号論』（バフチン著作集 4）北岡誠

司訳、新時代社

バフチン、ミハイル（1979）『小説の言葉』（バフチン著作集5）伊東一郎訳、新時代社

バフチン、ミハイル（1988）『ことば 対話 テキスト』（バフチン著作集8）新谷敬三郎／伊東一郎／佐々木寛訳、新時代社

バフチン、ミハイル（1995）『ドストエフスキーの詩学』望月哲男／鈴木淳一訳、ちくま学芸文庫

斎藤環著・訳（2015）『オープンダイアローグとは何か』医学書院

Seikkula, J. (2002) Open Dialogues with Good and Poor Outcomes for Psychotic Crises: Examples from Families with Violence. *Journal of Marital and Family Therapy* 28: 263-274. （ヤーコ・セイックラ（2015）「精神病的な危機においてオープンダイアローグの成否を分けるもの——家庭内暴力の事例から」、斎藤環著・訳『オープンダイアローグとは何か』医学書院、117-147頁）

Seikkula, J. (2008) Inner and Outer Voices in the Present Moment of Family and Network Therapy. *Journal of Family Therapy* 30: 478-491.

セイックラ、ヤーコ／アーンキル、トム・E（2016）『オープンダイアローグ』高木俊介／岡田愛訳、日本評論社

Seikkula, J. & Laitila, A. (2012) Making Sense of Multi-Actor Dialogues in Family Therapy and Network. *Journal of Marital and Family Therapy* 38: 667-687.

II オープンダイアローグと現代の思想・哲学

6 「対話」の否定神学

斎藤 環

1 はじめに

　オープンダイアローグ（以下 OD）的な対話実践をしていると、しばしば狐につままれたような、奇妙な感覚に襲われることがある。実践の最中、予想もしなかったタイミングで、患者の幻聴が減少し、妄想が急速に改善していく。このとき筆者の内面にわき起こってくる感情には、もちろん歓びや安堵も含まれるのだが、実は最も大きいものが「戸惑い」である。それは言葉に置き換えるなら「え？　もう良くなっちゃうの？　まだ何もしてないの・に？」という感覚に近い。

　もちろん実際には、かなり濃密な対話を何度も繰り返してきてはいる。決して「何もしていない」わけではない。これは「治療を意図した行為は何もしていない気がする」というほどの意味である。OD は本来、「対話のための対話」を推奨しており、「治すため」や「変えるため」という意図を持って臨むべきではないとされている。とはいえ実践をはじめた当初は、筆者らも治癒や変化を促すような方向づけをしてしまいがちであったことは否定できない。ようやく最近になって、そうした意図から解放された対話が徐々に可能になりつつあるが、この「戸惑い」の感覚だけは、もうしばらくは持続するであろう。

　「オープンダイアローグ」は、家族療法をベースとして 1980 年代にフィンランドで開発された統合失調症のケアの手法／システム／思想である。統合

失調症の急性期に介入し、対話を繰り返すだけで寛解に持ち込むとされており、近年エヴィデンスも確立されつつある（Bergström et al. 2017）。本稿ではオープンダイアローグの手法的側面について詳しい解説はしない。そちらについては主要な文献を参照されたい（Arnkil et al. 2006、Olson et al. 2014、斎藤 2015、斎藤ほか 2017、Seikkula & Olson 2003、Seikkula & Arnkil 2014）。筆者も作成に関わった「オープンダイアローグ対話実践のためのガイドライン」はウェブ上でも公開されており、標準的な進め方はほぼそこに記してあるとおりである（ODNJP 2018）。

2　ただ「一体感」のためではなく

　対話によってネットワークに介入し、結果的に個人の問題が解決するという OD のアウトカムについては、対話がもたらす一体感の効果という理解が根強く存在する。

　一つの例として、千葉による OD への「批判」について検討してみたい（千葉ほか 2018）。これは典型的な誤解のように感じられたので、筆者は SNS 上で反批判を試みた。千葉によれば、OD には次のような問題があるという。

　「オープンダイアローグは秘密を作らせない」「OD は無意識と向き合わない」「OD はなんでもシェアする」「OD はコミュニケーションから『深さ』を消滅させる」。以上の批判をひとことでまとめるならば、「OD は精神分析的ではなく、真理の審級を軽んじているのではないか」となるであろうか。

　OD に対する典型的な誤解として、それが参加者の主体を溶融させる「つながりによるケア」とする見方がある。これは例えば、諸星大二郎の漫画『生物都市』（1974 年）や庵野秀明のアニメ映画『新世紀エヴァンゲリオン劇場版 Air ／まごころを、君に』（1997 年）に見るような、個人の身体が溶け合って集団と一体化するといった多幸的なイメージである。そういった一体感は、しばしばカルト集団などが「洗脳」に応用する感覚である。しかし、どれほど素晴らしい一体感であっても、せいぜい「シンフォニー」ないし「ハーモニー」止まりであって、いずれも対話がもたらす「ポリフォニー」の潜在力には及ばないと筆者は考えている。

ODは、そのルーツの一つに精神分析を位置づけつつも、精神分析的手法については徹底して禁欲的な姿勢をとっている。とりわけ分析において治療的意義を持つとされる「転移」「解釈」「徹底操作」を実質的に捨象している。いずれも患者の不安を喚起する恐れがあるため、と考えられる。

　精神分析家は時に「無意識の真理に近づくためなら少々の不安はやむを得ない」と考える。例えば技法の一つである「直面化」がこれに当たるであろう。一方、ODは、安全と安心の確保を優先しつつ、無意識の治療的作用をも最大限に活用することを考える。付け加えるならODでは「主観」や「物語」は重視されるが、「客観」や「真理」がテーマとなることはない。それゆえ、ODでは「秘密をなくすこと」は重視されない。当事者が言いたくないことを言わない権利は、ミーティングの最初に保証される。そもそも治療において、秘密を暴く必要はないのである。

　ODがラカニアンからどのように批判されるかについて予測することは難しくない。おそらくラカン派的文脈では「対話と物語による治癒」は、自己愛的な治癒の幻想、すなわち真理の忘却に過ぎず、自我の整形手術まがいの代物、という位置づけになるであろう。コミュニケーションを幻想と位置づけ、「真理愛」を重視するラカン派の立場からすれば、こうした批判は当然のことである。

　もし精神分析が「個人の無意識にある真理を見出すための技法」であるとすれば、ODは「ネットワークと無意識を援用しつつ個の物語を生成する手法」である。現在の筆者は、真理よりも物語のほうに主体化（≒治療的変化）の可能性があると考えている。真理はしばしば、精神分析に耐えられるほどの強者の占有物であるが、物語は万人に共有可能と考えるからである。ここで、統合失調症に対して精神分析が禁忌であることを想起しておこう。いっぽうODは、そもそも「精神病（≒統合失調症）急性期に対するケア」として創始された経緯がある。

　ODではクライアントとセラピスト双方の主観世界の言語化を行う。この過程において、複数の無意識の協働、のような現象が起こってくる。もちろん無意識の作用は、常に想定外の場所に生成するので予測不可能である。しかし筆者は、ODほど無意識の潜在力が引き出される対話空間はほかに例が

ないと考えている。

　あるOD実践家は「（対話の中で）あなたが主体的に振る舞える場所を創りなさい」と述べていた。なぜODが繰り返し「ポリフォニー」を強調するのか。それは対話こそが主体化の契機にほかならないからである。対話は調和ではなく、差異の掘り下げをもたらすが、これもまた「"深い"コミュニケーション」ではなくて何だろうか。ODが交換不可能な「他者の他者性」を強調するのはそのためである。

3　分析の主体、ODの主体

　精神分析とODに一致する点があるとすれば、それは「主体」を重視する点であろう。ただし、〈目指す〉方向はほとんど真逆である。

　まず、精神分析は主体をどのように扱うかを見てみよう。フロイトに立ち返るなら、よく知られた公準として「エスあるところに自我あらしめよ」がある。ただし主体＝自我ではない。主体とは無意識の「欲望の主体」を意味しており、精神分析は、「欲望の主体」の真理に接近するための技法である。知られるとおりその起源の一つは、アンナ・Oことベルタ・パッペンハイムが見出した「お話療法」である。抑圧されていたトラウマや欲望を見出し、言語化・意識化を促すこと。そうすることで、除反応が生じ、急速に症状が改善すること。ごく単純化して言えば、これが精神分析の基本原理ということになる。

　しかし、精神分析の極北ともいうべきラカン理論になってくるとさらに様相が異なってくる。ラカン理論における「主体」とは、端的に言えば欠如態として扱われる存在である。ラカン派は、もはや単純な治癒など信じていない。時にそれは「忘却」によって起こるとされている（ラカン 1991）。この文脈では、先に引用したフロイトの公準すらも批判を免れない。なぜなら「自我」も「治癒」と同様に想像的な産物であり、ナルシシズムがもたらす幻想の一種にほかならないからである。

　よってラカン派は「治療」や「治癒」の言葉を回避するか、むしろ忌避するであろう。彼らが考える「精神分析の終わり」とは、「分析主体（≒クラ

イアント）」が精神分析家になること、とされている。もちろん精神分析の終わりについては個別性があるため、単純な定式化はできない。ただ、必ずしも、「終わり」が治癒とは限らない。極論するなら精神分析の終わりとは、欠如態としての主体の位置を見出すこと、とすら言えるかもしれない。問題は、その状態は一つのエンドポイントであるにせよ、そこへの到達が決して「幸福」や「安心・安全」を約束するものではないことである。そうした状態はいわば愚者の快楽であり、およそ主体の真理とは無関係、ということになるであろう。

　この領域には無数のトリヴィアルな議論があるが、これ以上は立ち入らない。ラカンがこうした「終わり」を想定した理由の一つとして、1960年代当時、北米を席巻しつつあった自我心理学の手法に対する強い批判意識があったであろうことは想像に難くない。最近で言えばマーティン・セリグマンらのポジティブ心理学が目指すような、言わば"ネオリベ"的、過剰適応的な「正常」イメージである。

　筆者はかつてこうしたラカンの姿勢に強く共感し、安易な治療主義とは距離をとろうとしていた時期がある。自己心理学的な治癒イメージの延長線上にはカルト的な幸福がありうるし、それは主体の内面を操作して社会に順応させようとする適応主義にほかならないのではないか。1980年代のプロザックブームがそうであったように、そこではメランコリーや内向性はことごとく切り捨てられ、一種の軽躁状態こそが望ましい適応とみなされかねない。

　例えば現代のうつ病治療を巡る状況については、こうした批判が比較的よく当てはまると考えられる。「うつ」が治すべき状態であるとして、それでは何を「正常」と考えるべきだろうか。認知の歪みがあるとして、それでは「適切な認知」を誰が保証するのだろうか。従来の「正常」や「健康」のイメージを押しつけることが、果たして治療と言えるのだろうか。

　いっぽう最初期のODが対象としたのは「精神病（≒統合失調症）急性期」であった。統合失調症に対しては精神分析が無力、ないし禁忌であることはすでに述べた。精神分析では、精神病の構造について「去勢の排除」とみなすことで、通常の神経症的主体のあり方からは大きく外れた主体とみなしている。以下、ラカン派的な精神病理解（一部ドゥルーズ的理解）に即し

て述べるなら、精神病の患者は、主体の欠如を受け入れず、むしろ過剰に充 溢した主体（「器官なき身体」のような）として苦しんでいるとされている（ドゥルーズ／ガタリ 2006）。去勢の排除とは、精神病者が、神経症者（≒いわゆる「健常者」）とは根本的に異なる言語システムの中にあることを意味するため、彼らに対して言葉を用いたアプローチ、すなわち精神分析は困難になる、とラカン派は考えるのである。

いっぽう OD においては、上述したような精神病の患者に想定されている根源的な異質性は問題にならない。治療チームは「ケアの言葉」がそうした患者にも確実に届くことを知っている。精神病の患者の妄想的なモノローグも、OD を通じてダイアローグに開かれることで、急速に消退し「改善」していく。ラカン派によって「去勢の排除」とまで言われた根源的な異質性は、ここではまったく問題にならない。

このように、ラカン派の主体と OD の主体ははっきりと異なっている。ラカン理論における主体は構造を持っており、その構造には「神経症（去勢）」「精神病（去勢の排除）」「倒錯（去勢否認）」という三つの形式が存在する。人はみな平等に病んでいる、ともとれるが、こうした分類の存在も、ラカン派が「治癒」や「健康」の概念を軽視ないし排除しているのではないかと疑うには十分である。

しかし OD においては、主体の構造はさしあたり問題にならない。いや、「主体的」という概念はあっても、主体そのものが問題になること自体がほとんどないと言ってよい。

OD と精神分析に共通点があるとすれば、それは「治療や治癒をゴールにしない」という点であろう。ただし先述したとおり、精神分析にはゴールないし「終わり」が存在し、そこを目指して解釈や徹底操作がなされることになる。いっぽう OD の対話実践には明文化されたゴールはない。強いて言えばクライアントが主体的に終結を選択したときが終結となるだろうか。対話において意図されるのは「対話の継続」それ自体であり、治癒や改善は「副産物」という位置づけになる。

疑問があるとすれば、OD における「主体」の位置づけである。OD にははっきりとした治癒イメージがない。それゆえ治療のゴールも「就労して税

金を支払うこと」とか「アイデンティティの回復」といった形を取らない。むしろそこには多くの逆説がある。「就労の義務から完全に解放されて初めて、人は就労意欲を回復できる」とか、「十分に免責されることで、人は責任の主体となれる」といった逆説である。

ODの治療モデルは、「異常を発見してそれを治す・補塡する」といった病理モデルではない。比較的近いモデルは「ストレングスモデル」であろう。患者が有している健康さ、能力、対人関係といったリソースの活用をまず考える。ただ、ODではストレングスモデルとは異なり、リソースについての価値判断は積極的にはなされない。ある属性についての価値判断は対話の置かれた文脈ごとに異なるためである。

4 「臨床家ラカン」との訣別

ここで筆者の「精神分析（ただしラカン派の）」に対する姿勢を記しておこう。

すでに述べてきたとおり、筆者は臨床実践としての精神分析には訣別^{けつべつ}を宣言してきた（斎藤／村上 2016）。人間の無意識にひそむ真理を垂直的（松本 2018）に掘り下げる技法として、精神分析は間違いなく有効であろう。しかし筆者は、この種の真理の探求がしばしば侵襲的であり、時には反治療的ですらある可能性を懸念している。もし人間の寿命が1000年ほどあるのであれば、「真理」も治療的価値を帯びるかもしれない。しかし、たかだか100年しか生きられない人間には、真理の探求は荷が勝ちすぎるのではないだろうか。むしろ臨床家は、限られた寿命の中で、患者による幸福——必ずしも真理ではなく——の追求を支援することを第一に考えるべきではないだろうか。

筆者がこのような考えに至る上で、ラカンと「症例ジェラール」として知られる患者との対話の逐語録を読んだことが決定的であった。以下にやりとりの一部を引用してみよう（小林編訳 2014）。文中で「L.」はラカン、「G.L.」はジェラールである。

L.　私の理解が正しければ、あなたはご自身で白昼夢と名付けた夢と、押し寄せる声とを関連させました。よろしい。それでは、夜に起こること、すなわち人が睡眠中に見るイメージと押し寄せる声とは、同じ性質の現象ですか？　それに関しては大雑把な理解あるのみですが、あなたはその点についてご自身の見解をお持ちだと思います。

G.L.　いいえ、それらの間には何の関係もありません。

L.　それではなぜ押し寄せる声を夢で形容したのですか？

G.L.　押し寄せる声は、夢ではありません。あなたはあまりよく理解していない。

L.　私に謝ってください。あなたがそれを夢という語で捕らえたことはしっかり理解しましたよ。私は聞きました、あなたのその口から聞きましたよ。あなたは夢について話しました、白昼、を付け加えたにせよ確かに夢という語を使った。いいですね？　違うとは言わせませんよ。あなたがその夢という語を用いたことを覚えていますね。

　実はこのくだりには「誤訳」が含まれている。"Je vous demande pardon."（すみません）が「私に謝ってください」と真逆に訳されている。翻訳者の小林氏によれば（私信）、この箇所は確かに誤訳であるが、この言葉はフランス人らしい皮肉であり、言葉とは裏腹にラカンにはまったく謝罪の意図はなかったと推察される、とのことだった。

　結論から言えば、ここでのラカンの面接態度はきわめて自己愛的かつ侵襲的なものである。対話実践の原則に照らして考えるなら、ラカンがしていることは尋問、説得、議論にほかならず、対話的姿勢からはあまりにも遠いと言わざるを得ない。しかしラカン派の人々は、この逐語録の公開をスキャンダルとみなすどころか、ラカンの卓越性を例証する対話として称賛さえしている。

　筆者にとって、もはやそうしたラカン派の密教的な内輪意識を共有することは困難である。むしろお節介にも、ラカン派諸氏に呼びかけたい。「一時的にせよラカンに臨床的可能性を見ていた私は間違っていた。ただしそれは、ラカン理論を学ぶことが無意味であったことを意味しない。断念のために学

ぶことは決して恥ずべきことではないのだ」と。

　以上見てきたとおり、筆者はラカン派精神分析について、そこから臨床的なブレークスルーが起こることはもはや期待できないと考えている。しかしオープンダイアローグのルーツの一つが精神分析であり、また理論的な基盤が社会構成主義である以上、その理論的な価値までがすべて否定されるわけではない。結論を先取りしておけば、筆者はラカン理論の否定神学的な構造が、対話実践においてきわめて重要な理論的支柱になりうると考えている。以下、この点について検討を進めたい。

　OD の実践において、患者の言葉が「隠喩的」に変化することは良い徴候とされている（Seikkula & Trimble 2005）。たんなる事実確認的なやりとりから、比喩を多用したり、シンボリックな表現が増えたりするような変化は基本的に歓迎される。それゆえ治療者側にも、表現の自由度が上がるように開かれた質問をしたり、患者の表現を繰り返したりすることで、隠喩化が促進されやすい対話環境を準備することが推奨されている。対話の目的は「対話の継続」であり、一般に隠喩を多く含む対話のほうが、継続可能性が高まるであろうことは想像に難くない。

　なぜ隠喩化が好ましい変化とみなされるのか。隠喩的な表現を多用するということの中に、患者自身の主観世界を言語化しようとする試み、単なる具体的な事実確認を超えた抽象性を構築しようとする試み、「伝わりやすい隠喩表現」を目指して言語表現を彫琢する試みのすべてが含まれており、これらは言語表現からのフィードバックとして、内的な異常体験に「正常化」、すなわち「共有可能化」の契機をもたらすと考えられるためである。

　対話実践と精神分析の接点として最大のものが、この「隠喩化」であると筆者は考えている。ここで鍵を握るのが「否定神学」であり、その乗り越えということになる。以下、この点について詳しく検討してみよう。

5　「否定神学」について

　わが国の思想、批評界にあって「否定神学」はネガティブなキーワードである。「否定神学」とは、構造主義や数学がそうであるように、ゼロ記号、

すなわち欠如を中核に据えることで全体の構造が安定するような理論体系を意味している。後述するように、ラカン理論も否定神学的構造を持っている。

　筆者の知る限り、若手の思想家、批評家で「否定神学」を肯定的に捉えている論者は皆無である。その理由は比較的単純で、若い世代に絶大な影響を及ぼした哲学者、東 浩紀が、その最初の著作である『存在論的、郵便的』において、デリダに依拠しつつ徹底した否定神学（≒ラカン）批判を行ったからである（東 1998）。

　否定神学批判とは何か。端的に言えば、精神分析（ただしラカン派の）批判である。東が主に参照したのはデリダによるラカン批判として知られる論文「真理の配達人」（デリダ 1982）である。この論文で俎上に上げられるのはラカンの「〈盗まれた手紙〉についてのゼミナール」（『エクリ』（ラカン 1972）所収）である。ポーの小説『盗まれた手紙』では、手紙（＝ファルス、対象a）は、それぞれの登場人物の主体に空いた穴を循環しつつそれを縫合する。その内容が最後まで明かされない手紙こそは、決して実証的には語り得ないファルス（≒ペニス）の位置にあり、これがすなわちゼロ記号に該当する。そこに分割不可能な「真理」があり、だからこそ手紙は必ず宛先に届く、という強力な「ファルスの論理」。デリダ＝東は、その論理に対する批判として、手紙の分割可能性と誤配（宛先に届かない）可能性を指摘している。

　スラヴォイ・ジジェクをはじめとするラカン派の論調の基盤は、主として中期ラカンが提唱した神経症論である。ラカン理論では、いわゆる「健常者」が、内省し語る存在である「神経症者」とほぼ同義となる。神経症者の主体は、去勢を経ることで欠如を抱え込む。これは万能感を断念し、事物との直接的な関係を断念する代わりに、言語の能力を獲得する過程でもある。このとき「父の名（父性隠喩）」とは、他者の中の欠如の印であると同時に、主体の欠如の印（＝ゼロ記号）となって象徴界（≒主体の外側にありながら、主体の内面をも構成する無意識の構造）を安定させる。つまり父性隠喩とは、主体にシニフィアンの隠喩的な構造をもたらす特権的シニフィアンのことである[1]。

　神経症的主体は、その中心に欠如を抱え込むことで強固な隠喩的構造を獲

得する。これはとりもなおさず象徴界≠社会の構造でもあり、その意味で個人と社会は否定神学的な構造を共有している。ラカン理論がしばしば社会分析に応用され「ラカン派社会学」なるものが可能となるのも、この構造の共通性ゆえに、同じ分析手法が個人にも集団にも適用可能となるからである。

　ラカン派精神分析、とりわけ「死の欲動」の概念が、一時期の思想界に絶大な影響を及ぼしていたことに異論は少ないであろう。ラカン派哲学者であるジジェクの人気ぶりをみても、否定神学的な思考法はいまだに一定の有効性を維持しており、時に人々を動員する力を秘めている（「オキュパイウォールストリート」でのパフォーマンスなど）。しかしまた、ジジェクの論調がそうであるように、否定神学論法は、鋭利で明晰に見える反面、何を斬っても同じ身振りの反復に見えてしまうのもまた事実である。

　ラカンによれば、精神病（≒統合失調症）においてはこの父の名が排除されており、先述した隠喩構造が十分に機能しなくなる、とされている。つまり「欠如が欠如」した状態となるのである。その結果、主体の隠喩的構造が壊乱し、欲望は混乱し、幻覚や妄想が出現してくる。言語は支離滅裂の「了解不能」なものとなり、時には緘黙や昏迷のように対話自体が成立不可能になる場合もある。

　他方、ドゥルーズ＝ガタリは、「分裂病」（統合失調症）を資本主義を象徴する疾患として捉えようとする（ドゥルーズ／ガタリ 2006）。本書はエディプス期を経て去勢され、神経症化した主体概念の批判を意図したものであり、これもまた広義の否定神学批判と言いうるであろう。

　ここでドゥルーズらは、エディプス化されない主体の象徴として「分裂病」を称揚しているが、ドゥルーズ自身は精神病の患者と会ったこともなく、むしろ患者を忌避していたという逸話もあり、あくまでも「隠喩としての病」以上のものではない。近年はむしろ彼らの理論に該当するのは「自閉症」モデルではないかという所説が有力となりつつあるが（志紀島 2016）、

　1）ラカンは言語学者ソシュールの用語を自らの理論に取り込んでいる。音素であるシニフィアンは「意味するもの」として、シニフィエすなわち「意味されるもの」の概念やイメージと結びついている。ラカン理論では、無意識はそれ自体は意味を持たないシニフィアンの連鎖によって構成されるとされている。

ここでも自閉症＝去勢されない主体という意味での用法が優位であることに変わりはない。いずれにせよ本稿には、統合失調症や自閉症の概念を、たとえ比喩的にせよ否定神学批判などの文脈で応用することへの批判的意図も込められていることを、ここで強調しておきたい。

6　否定神学の擁護

　いまや自明の前提と化しつつある「否定神学」批判であるが、実は筆者は、この風潮がいささか性急すぎるという疑いを持っている。筆者が哲学者の國分功一郎と対談した際の國分の言葉を以下に引用しておこう（國分／斎藤2019）。

　「否定神学のモデルは、理論的な解像度があまり高くないと思っているんです。どういうことかというと、それで説明できることはたくさんあるけれども、事象を眺める解像度を上げていくと、そこには違う事態が見出されるだろうということです。」

　この言葉には、否定神学批判の中核的な部分が含まれていると考えられる。この発言に対して筆者はラカン理論がいわば「ニュートン力学」や「ユークリッド幾何学」に該当し、日常空間においては十分に有効だが、極小空間や極大空間では量子力学や非ユークリッド幾何学には及ばない、という比喩を提案した。もっともラカン自身がこの比喩を聞いたら「その比喩は自我心理学の連中のためにとっておくべき」と言ったであろうから、この比喩はあくまでも相対評価としてのみ有効である、としておきたい。

　筆者は人間（≒神経症者）が取り扱う〈意味と隠喩の構造〉が否定神学的であることを確信している。言語が記号と異なるのは、まさにこの構造ゆえである。記号は原則として一義的であるが、言語は常に多義的である。動物は記号までは使用できるが、隠喩は決して使用できない。これは動物には「ないこと」、すなわち「否定」を概念として理解できないためである。ついでに言えば、人工知能にも同様の限界があり、否定を理解できないがゆえに「意味」を理解できず、推敲ができないために機械翻訳の壁はなかなか超えられない（斎藤2017）。翻訳においては「間違い→推敲」の過程は必須であ

るが、AI には自身の翻訳を推敲する機能がない。意味がコンテクストを生成し、コンテクストが再帰的に単語の意味を決定づけるという循環構造をAI は理解できない。この循環を受け入れた瞬間に翻訳のプロセスはエンドレスの暴走を始めてしまうであろう。人間には身体的限界があるがゆえに、この循環は疲弊や断念によって必ず終わる。

　対比的にまとめるなら、このようになる。動物は「否定」抜きの意味しか扱えないために隠喩を使えず、AI は文脈を扱えないため隠喩を適切に処理できない。〈言語という記号〉を否定神学的に使用できるのは、さしあたり人間だけである。

　ここで筆者が強く主張したいのは、人間の心理や精神を理解する上では、否定神学が決定的に重要である、ということである。あえて言えば、否定神学には精神医学的な価値がある、とすら言いうる。

　さきほど筆者は否定神学をニュートン力学に喩えた。ニュートン力学は日常世界の物理現象にはよく当てはまる。しかし宇宙空間のような極大空間や、原子や素粒子を扱う極小空間ではその限りではない。それゆえ現代の物理学の視点では、「巨視的なスケールで、かつ光速よりも十分遅い速さの運動を扱う際の、無矛盾・完結的な近似理論」と理解されている。しかし、まさしくこの点こそが重要なのである。ニュートン力学が日常的な質量の物質だけを対象とした空間においては、いまだ最も汎用性が高い（近似的な）説明原理であるように、否定神学は「隠喩が機能しうる空間」において、説明原理としては最も有用な原理なのである。

　別の言い方をするなら、対話によって精神病の患者のケアをする場合、当初は了解困難だった彼らのモノローグは、次第に了解可能で共有可能なダイアローグに開かれていく。この過程こそ、否定神学が機能不全に陥った言語空間の、再否定神学化にほかならない。なぜなら否定神学の言説空間とは、隠喩の機能が十全に発揮されうる空間という意味であり、別の言い方をするならその空間は、「身体」の有限性によって制約／解放された空間を意味している。この「身体」の意義については後述する。

　身体性こそは、言語空間に有限性をもたらす最大の要素である。人間の思考が自己言及のサーキットで暴走に陥らないのは、自己が自己身体という有

限性の中に囲われているためと考えられる。筆者はほとんどの否定神学批判を一定以上に評価しつつもそれに決して与<ruby>与<rt>くみ</rt></ruby>しないのは、その多くがしばしば「身体の有限性」を考慮に入れていない言語ゲームに見えるためである。この意味で「臨床に使える思想」とは、身体性に配慮した思想の<ruby>謂<rt>いい</rt></ruby>、とみなすことも可能であろう。

7 言語＝隠喩

　ラカンは言語、とりわけシニフィアンを隠喩的に連鎖する構造と考えていた。この点についてラカンの言及をいくつか引用してみよう（ラカン 1987）。

　「『彼の麦束は欲深くなく、恨み深くもなかった』というようなことが言える時に初めて、つまりそのシニフィカシオンが辞書的なつながりからシニフィアンをもぎ放す時に初めて、このようなラングの用法が意味を<ruby>孕<rt>はら</rt></ruby>むことができるのです」。

　「充溢し生き生きとしたランガージュにおいては、確かに隠喩は換喩よりも驚くべきものであり、また一方謎に満ちたものです。つまり何かを言うのに、それとは別のことを言う時にかえってランガージュは最大限の効果を発揮するということが、どのようにして生じうるのかということです」[2]。

　「シニフィエは他のシニフィエを介してしか、つまり他のシニフィカシオンへ回付されることによってしか、その目的に到達することはできないということを言明して、それで一大進歩をとげたと考えられています」。

　「（シニフィアンの）分節化とか隣接性という側面を忘れないようにしましょう。それは、因果関係という考え方そのものの中で始めから構造的なものとして形をなしているものなのです」。

　「彼」の人柄を表すのに「彼の麦束」という隠喩を用いることで生ずるような効果を文学はしばしば応用するが、これは「他のシニフィカシオンへ回付する」というシニフィアンの機能として一般的なものである。ラカンの考

　2）ラング、ランガージュはソシュールの用語。言語や身振り、表現など、人間の持つ普遍的なシンボル化能力がランガージュであり、その能力が個別の社会で具現化したものをラングと呼ぶ。

える象徴界は、このようなシニフィアンが隠喩的な連鎖をなすことで構造化されている。

　ラカンは著書において「シュレーバーのテキストには隠喩が見出せない」「動物が隠喩を使うなどということは全く考えられません」とも述べており、隠喩の構造は精神病の患者や動物には共有され得ないと考えていたことがうかがえる。

8　隠喩と身体

　本論で筆者は、言語が隠喩の体系であるとするラカンの仮説を全面的に支持する立場をとる。その上で、筆者が参照するのは、隠喩の成立において身体性が深く関与してくるとするレイコフらの所説である。ラカン自身はその理論において、身体については想像的な領域とみなすことで実質的には切り捨てており、メタファーと身体の関連性については、ヒステリーの文脈以外ではほとんど言及していない。

　知られるとおりレイコフらは、比喩表現の基盤の一つに身体性を想定した（レイコフ／ジョンソン 1986）。さらにレイコフは、身体的経験の中で概念形成以前に運動感覚的イメージスキーマの構造が存在すると提唱している（レイコフ 1993）。運動感覚的イメージスキーマとは、身体的な経験に直接結びついた、主体と環境の関係に関する心的構造（図式）であり、私たちの知覚相互作用や感覚運動システムに反復的に生じる動的パターンからもたらされ、これが一貫した経験の捉え方を可能にしている。

　イメージスキーマには「中心／周辺」「部分／全体」「内／外」「遠／近」「上／下」「バランス」などがある。例えば「上／下」のイメージスキーマについて言えば、それは私たちが日々経験している上下についての知覚や活動によってもたらされる。高い木々や建築物の知覚、立ったり座ったりの動作、階段の上り下りなどを繰り返し経験することで，私たちは垂直性のイメージスキーマという抽象的構造を獲得するのである。

　このように垂直性が理解されると、その抽象的構造は、異なった領域にも投射されるようになる。例えば私たちは「死亡率が上昇した」とか「売り上

げが落ちた」などのような表現をする際、多い＝上、少ない＝下という上下のメタファーを当然のように用いている。なぜそんなことが可能になるのか。認知言語学的に考えるなら、物を積み上げたりグラスに水を注いだりする経験から、量が多いと高さも上昇するという認知的相関がもたらされているため、ということになる。

　ここに挙げた例からも分かるとおり、われわれは「上／下」というメタファーを理解するためにすら、身体とそれにともなう経験を必要とする。これは決して「多い＝上」といったパターンを多数学習すれば習得できるというものではない。一種の共感覚のような形で身体化されているからこそ、われわれはこのメタファーを容易に理解し使用することができるのである。

　これはほんの一例に過ぎないが、このように考えるなら、人間の語る言語の多くをメタファーが占めており、そのメタファーの多くが身体に根ざしているということが容易に理解されるであろう。私はレイコフらの理論に依拠しつつ、人間の「意味」理解全般において、身体性がきわめて重要な意義を持つと考えている。

　ならば「意味」とは何か。それはごく簡単に言えば「AとはBである」という形式を持つ記述と了解のことである。例えば「単語の意味」とは、端的にはその単語を別の言葉で置き換えることである。試みに「時計」の意味を、「時間を表示する機械」に結びつけてみよう。われわれがこの連関を比較的容易に理解できるとすれば、それは「時間」「表示」「機械」の意味を正しく理解しているからであろうか？

　それもあるが、そればかりではない。「時間」「表示」「機械」といった言葉が「時計」の存在によって再定義される、という契機がそこに介在してくるからでもある。つまりわれわれは「時計」という具体的存在から、「時間」「表示」「機械」といった概念を、そのつど抽象化・概念化しているのである。そのさいきわめて微視的なレヴェルにおいて「流れる時間」「表示を読むこと」「機械の手触り」といった身体感覚が介在してくる。この感覚抜きにわれわれは、無数の形態を持つ「時計」の存在を、一つの抽象概念にまとめ上げることはできない。

　筆者はかつて「意味」や「リアリティ」を身体の重層性と関連づけて論じ

た経緯がある（斎藤 2009）。詳細は拙論を参照いただくとして、ここでは本論に関連する部分のみ、かいつまんで記しておく。

　前提となる仮説は、ラカンのいわゆる「想像界」が重層的な構造を持っており、リアリティは重層したレイヤー間の同期がもたらす効果として生ずる、というものである。想像界は身体性と相互に根拠付け合う関係にあり、中井久夫が指摘するとおり（中井 2004）、身体もまた重層的な構造を持つ。現代における重層化した虚構空間（≒現実空間）は、かつて「身体性」が担っていた同期の機能を環境的に代行する。その結果、比喩表現（≒身体性）は衰退し、身体はおろか記号的同一性さえも欠如したキャラクター（「初音ミク」のような）のみがリアルでありうるような場所になりつつある。

　この仮説のポイントは、身体の機能を虚構空間が代行することによって、比喩表現が衰退した、という指摘にある。この推測が正しければ、「身体の重層性」もまた隠喩の基盤であり、隠喩のもたらすリアリティは、重層する複数のレイヤー間の感覚的同期によってもたらされる、ということになる。

　以上見てきたとおり、われわれの隠喩と意味に対する理解はわれわれの「身体」によって全面的に支持されており、それゆえ身体を持たない存在は、「（有意味なセンテンスを）語る存在」ではあり得ない可能性が強く示唆された。

9　否定神学の身体的基盤

　ここで最初の問題意識を想起しよう。「否定神学」はいかに擁護されるべきであろうか。

　私の仮説は先述したとおり、「身体」を前提に主体と言語の関係を考えるとき、語る言葉をもたらす構造は必然的に否定神学的なものとなる、というものである。ただしそのさい、「欠如した神」の位置に置かれるのは、ラカンが指摘するような象徴としての「ファルス」や「父の名」ではない。ラカンが実質的に否認し続けた「身体」である。なぜならすでに見てきたとおり、身体こそは隠喩構造の土台であり、意味連関の基礎にほかならないからである。シニフィアンの隠喩的連関にはイメージを介するものと「音」を介する

ものがある。つまりシニフィアン同士は「似通った音素」によって連関する場合もある、ということになる。もちろん音素の類似性を判断するのも、われわれの聴覚機能あってのことである。

ここで、ラカン理論の否定神学的構造が最も顕著にあらわれた論文「〈盗まれた手紙〉についてのゼミナール」を、再度検証してみよう（ラカン 1972）。

ラカンが「盗まれた手紙」に読み取った、欲望のゲームは概略以下のようなものである。前提となるのはまず、「主体に対して構成力を持っているのは、象徴界の秩序である」という命題。これは言い換えるなら、人間の欲望や行動を決定づけるのは、人間の主体や意思ではなく、主体の外部にある象徴的な欲望の運動である、というほどの意味である。

小説「盗まれた手紙」を精神分析的に検討すると、手紙＝シニフィアンをめぐって諸主体がそれぞれの位置を占め間主観化するという構造が見えてくる。この小説において、すべての登場人物が主体的意志によってではなく、シニフィアンの非人称的な運動に従わされているのである。

ラカンはこの物語に、常に三角形が存在していることを読み取る。すなわち〈王－王妃－大臣〉と〈警察－大臣－デュパン〉という二つの三角形である。三角形の内実は以下のとおりである。

(1)　何も見ないまなざし：王と警察
(2)　(1) のまなざしが隠しているものを発見できないと思い込むまなざし：王妃と大臣
(3)　(2) のまなざしに気づいて、隠されていると思い込んでいるものが略奪されるままにさらされていることを見抜くまなざし：大臣とデュパン

例えば警察は、あらゆる場所を探したのに、何も見つけられない。これはラカンによれば「シニフィアンはあるところになく、ないところにある」ためとされる。

(2) は「女性」と「ヒステリー」の場である。このとき手紙のシニフィアンとはファルスが留め置かれる場にほかならず、(3) は何も見ないまなざし

の前にそれを露呈してみせるのである。

　（3）はファルスを見出し、女性の罠を見抜く視線である。これは最初は大臣であり、次いで手紙を所有することで女性化した大臣に女のにおいをかぎ取るデュパン、ということになる。大臣もデュパンも、ファルスがどこに見出されるかを素早くかぎ分ける知性を持っている。王妃の手紙は、その所有者を"女性化"する力を持っている。それゆえ手紙を手にしたデュパンもまた、「女性的な激しい怒り」によって、大臣にメッセージを残す。「このような不幸な企ては、アトレウスには価しなくとも、テュエステースにふさわしい」と。

　ここで、まなざしを介した三つの関係性が、登場人物の欲望と行動をもたらしていることがわかる。空虚な記号、欠如した記号である手紙＝ファルスが登場人物全員の動因であるという物語の構造は、ラカン理論におあつらえ向きである。これに限らず、ラカン理論は至るところに「欠如」がある。象徴界には〈穴〉が空いているし、主体は〈去勢〉されることで〈分裂〉という名の欠如を抱えこまされるし、欲望をもたらすのも「欠乏」ならぬ欠如の構造である、というように。

　この否定神学的構造は、すべての「健常者（＝神経症者）」が共有するものであり、先述したとおり精神病の患者においては、この構造が〈去勢の排除〉によって潰乱（かいらん）しているものとされている。私がラカンの精神病論に不信感を抱くのは、第一にこの点である。精神病者の言葉が神経症者とは決定的にずれてしまっているという判断には、いかなる実証的な根拠もなく、かつての「プレコックス感（分裂病の患者に特有とされていた外見的な印象）」と同様、「異質であるとしか思えない」という印象論以上のものではない。

　ここで重要なことは、身体が「欠如」を認識できない、という点である。身体は徹頭徹尾、「存在」を「経験」する装置であって、「欠如」を直接に経験することができない。手がそこにあるはずのボールを摑（つか）もうとして空振りしても、それは一義的には「手が空振りした」という経験であって、「ボールの欠如」はそこからの言語的推論としてしか認識できないように。

　身体に決して経験できない欠如を認識可能にするのが言語の機能である。詳述は避けるが、ラカン理論で言語の獲得が「母の不在」や「ファルスの不

在」と深く関連するとされるのは、欠如の認識が言語獲得以降であることからの類推を含むであろう。つまり言語の起源が欠如である以上、欠如の上に欠如を中心として構築されたシステムが否定神学的な構造に至るのは、必然的な帰結なのである。

　重要なことは、その構造を支えている最大の要素が「身体」であるということである。繰り返すが、シニフィアンの隠喩的連関や、意味連関について、身体抜きに考えることはできない。言語の多義性を支えるのも身体であり、これが言語と記号を乖離（かいり）させる当のものである。交通標識がそうであるように、記号の多くは、「一度言語化された身体イメージ」に依拠した一義的な刺激のことを指すからである。

　言語を使用する際に、その意味連関を支えている身体性はほとんど意識されることはない。むしろ身体性を意識せずに「言語によって語らされている」状況下のほうが、われわれは最も流暢（りゅうちょう）かつ饒舌（じょうぜつ）になるであろう。身体を基盤としつつ身体を忘却しているとき、言語は忘却によって支えられているとも言いうる。ここにも否定神学的構造がある。

　問題はこうして構築された言語システムは、それ自体が自律的な作動をなしうるということである。通常の隠喩構造や意味連関を逸脱した言語も、それが言語であるがゆえに、われわれはそこに「意味」を見出そうとするであろう。「逸脱した言語」の典型とも言える、ジョイスの「フィネガンズ・ウェイク」の以下の文章のように。

　「慢性脾臓（ひぞう）スピノザ症の決定論的症例の最近のポスト渦巻き主義作品酷評において、形式の問題から分析しているマラリア熱の大学延長講座講師、ヘッド・ウーベリーフト博士はきいた――何故その如き人間のタリス・クァリスなのか？　ゲダンゲ博士はそっけなく答えた。君は渦巻き世界の息子だからね！」（ジョイス 2004）。

　例えばこの一文は、通常の意味での隠喩構造や意味連関を大幅に逸脱している、とされる。その意味でここには否定神学的構造はないとも言える。ラカンがジョイスの文学から「サントーム」（無意識が生成する症状の等価物）の語を発案したように（上尾 2018）、ジョイス語は精神病の患者の言語にきわめて近い、去勢なき言語とみなされたのである。

精神分析の功績は、人間の欲望や症状の背後に、象徴界、すなわち言語システムの作動が存在することを見出し、そこに介入する技法を洗練した点にあった。しかしその結果、少なくともフロイト＝ラカンの継承線においては、言語偏重とともに著しい「身体性の軽視」が維持されてしまった事実は否定できない。

　それは身体症状や身体診察の軽視、という意味だけではない。象徴界の成立そのものが身体性に全面的に依拠していることへの“否認”があった、という意味である。人をして語らしめるもの、それは確かに「他者」としての「象徴界」であろう。しかしパロール（個人的な発話）とエクリチュール（書かれたもの、文字）は、身体という媒介なしには成立しない。あらゆる言葉は「受肉」することを要請してやまないのである。

10　「逆説」の治療的意義

　否定神学は逆説的な構造を持っている。例えば「主体は決定的な欠如を抱え込むことで主体化しうる」といった形式において。言い換えるなら、こうした「逆説」こそは、否定神学によって活性化される「肯定」の一形式、とすら言いうるであろう。

　すでに見てきたように、OD はいくつもの逆説によって支えられている。そもそも OD はケアのための手法でありながら、治療や改善、結論や決断を目的としていない。そうした意図を捨てることによって、患者はより主体的に、治癒や決断に至りうることが経験的に知られている。あるいは「不確実性の耐性」。これは要するに、一切プランを立てず、過去のデータも参照せず、結果を評価せず、ただ目の前の対話のプロセスに没頭せよ、という意味である。これも「ノープランで対話に没頭するほうが、よりよい結果につながる」という経験則に依拠している。患者を対象化して操作的に向き合うのではなく、対象と一体化すること。巧まざる対話によって、よりよい方向性を、患者とともに創造すること。その過程を支える原則が「不確実性の耐性」なのである。

　例えば「治療者が治癒という目的を忘れたとき、はじめて治癒がもたらさ

れる」という逆説について考えてみよう。二つの「治癒」はイコールではない。最初の治癒は「目的としての治癒」であり、次の治癒は「結果としての治癒」なのだから。二つの治癒は位相が異なり、後者は前者のメタレベルにある。ほとんどの逆説はこうした構造を持っている。それゆえ正確には「目的としての治癒を意識しなければ、結果としての治癒が生じやすくなる」と表現することもできる。そうすることで分かりやすくはなるが、逆説のレトリックがもたらす強い印象は希薄化してしまうであろう。

目的を追求しなければ目的は達成できる。これがODのプロセスで起きていることに通底する逆説である。もしも精神療法が自然科学的な意味での因果律で成立するのであれば、こうした逆説は無用のものである。問題が存在するならば、異常な箇所（病理）を発見して「診断」を下し、その診断に対して有効性が実証された治療法を適用すれば良い。現代の精神医学は、基本的にはこのシンプルな因果律で問題が解決すると信じている。その結果、精神医学はこの解法で対処可能な疾患しか相手にしなくなりつつある。シンプルな因果律では解決しないひきこもりも依存症も、その深刻な実態にもかかわらず、周縁的な問題として等閑視されているのが現状である。

しかし、真摯に患者と向き合ってきた精神科医ならば、精神疾患は通常の身体疾患とはある点において決定的に異質であるということを知っているのではないだろうか。精神障害を持つ患者のほとんどは、「病」に対して両義的な感情を抱えている。例えばひきこもりについて言えば、こんな感情である。「もっと楽になりたい。でも、誰かに"治してもらう"のはごめんだ」。これがさらに簡略化されて、単に「苦しいけどどうでもいい」となる場合もある。

これはいわゆる「神経症圏」の患者に限った話ではない。統合失調症であれうつ病であれ、「治りたいが治りたくない」という両義的感情は、程度の差はあっても共通している。そう、ここにも逆説がある。この逆説をかみ砕いて言えば次のようにもなるであろうか。「病気であることは苦しい。なんとかして、この苦しみをやわらげたい。でも、この病気は自分の一部でもある。誰かに病気を治してもらうということには、自分自身を否定されてしまうような思いもある。だから簡単には治りたくない」。

身体疾患は精神にとっては、さしあたり「外部」であり「他者」である。だからこそ、さして自意識の葛藤を経ることなく、治療に取り組むことが可能になる。しかし精神疾患はそうではない。疾患は常に自己の一部であり、それゆえ患者の「病識」には自己言及が入り込む。その結果、いかなる治療的アプローチも自己愛からの抵抗を受けることになる。精神分析は解釈と徹底操作でこの抵抗を突破しようとする。もちろん分析に限らず、ほとんどの技法が工夫を凝らすのは、いかに自意識の抵抗を乗り越え、自己愛を傷つけずに変化を受け容れさせるか、まずこの点であろう。

　このように考えるなら、OD が洗練された逆説の体系であることの意味も容易に理解されるであろう。ほとんどの精神疾患にこうした逆説的な葛藤の構造があるにもかかわらず、対話実践を通じて「巧まざる変化」が起こるのは、この“手法”が徹底して患者の自己愛を傷つけないような“逆説”的配慮がなされているからではないだろうか。

　対話実践においては、シンプルな因果律に基づいた、いわば“順接的”な手法はタブーとされている。とりわけ「議論」「説得」「押しつけ」「誘導」「懇願」「命令」「警告（脅し、煽り）」は禁物である。患者を「変化させたい」という意図が明白な働きかけは、主体の否定神学的構造のもとで、ほとんど自動的に心理的抵抗を生ぜしめてしまうからである。

　同じ意味で「過度の賞賛」や「過剰な共感」も好ましくないとされている。治療者による「解釈」の侵襲性についてはすでに述べた。主体の変化とは、それが強要された場合は言うまでもないが、ソフトな促しや誘導ですら不安の原因となりうるし、不安は変化への抵抗をもたらす。もちろん不安によって変化が生ずる場合も皆無ではないが、それは主体が不安を受け容れ、変化によって不安を解消すべく自発性を発揮した場合に限定されるであろう。

　本来「否定神学」の構造は、神経症的な主体に特有のもののはずであった。しかし対話実戦の経験を踏まえて言うならば、人間の主体は病気であるか否かにかかわらず、例外なく否定神学的な構造を有している。ラカンの誤謬は、この構造を神経症者に限定したことであろう。対話実践の経験に依拠するなら、否定神学的構造は精神病の患者にも共有されている（「倒錯者」というカテゴリーはそれ自体が誤謬なのでここでは触れない）。この構造ゆえ

に、治癒であれ意思決定であれ欲望形成であれ、なんらかの「主体の変化」を起こすためには、いくつもの逆説が必要とされるのである。

精神分析の功績は、こうした主体の否定神学的構造を、きわめて精緻に解明した点にある。先述したとおり筆者は、治療においては精神分析的手法の可能性と訣別したが、この功績についてまで価値切り下げをするつもりはない。問題は精神分析が、治療に対する「抵抗」を乗り越えるための手段として、「転移」「解釈」「徹底操作」といった、対話実践から見れば侵襲的としか言いようのない方法論しか持ち得なかった点にある。

11　事　例

筆者らがOD的なミーティングで関わりを持った事例について以下に記述する。本事例は精神医学的には統合失調症と診断されうるであろうが、薬物治療や入院治療なしに対話実践のみで急性期から回復することができた。本人と家族の承諾を得て経過を記すが、プライヴァシーに配慮して、細部には変更を加えてある点をお断りしておく。

Ａさん　初診時43歳　女性
短大卒業後、会社に勤務していた。24歳で膠原病を発症し、現在まで服薬による治療を継続中である。30歳時に現在の夫と結婚している。

44歳時に「夫が不倫をしている」と訴えて不穏となり、精神科を受診するも服薬を勧められたため治療は続かなかった。その後、夫の海外出張を契機に、外国人の妻子がいると確信して、連日、夫を激しく責めるようになった。時に暴力に及ぶこともあり、知人の勧めもあって薬物を使用しないODを希望して夫婦で当院を受診した。予約を入れて3ヶ月後から、筆者のチーム（心理士1名、精神科医1名、看護師2名）でミーティングを開始した。

第1回から第6回セッションまでは、ほとんど本人が夫の不倫や離婚されたあとの不安などを訴え続け、対話が困難な状況が続いていた。第7回セッションでも、状況は相変わらずであり、夫によれば、罵倒はもちろん、物を投げつけたり蹴ってきたりすることがあるとのことだった。本人の訴えとし

ては、「夫の陰謀のせいで体がボロボロになった。覆面パトカーが追い掛けてくる。暴行を受けて鼻血が出たりひどいことをされている。家の中も24時間、監視、盗撮されている。離婚して財産分与してもらわないと安心できない。夫は私を苦しめるために本を書いたりしている」とのことだった。治療スタッフとしても、「7回目でこれでは、やはりこの人は対話だけでは無理なのではないか」という悲観的な予測が出てくることは避けられなかった。

しかし、その1ヶ月後の第8回セッションで、状況が劇的に変化した。

夫によれば、本人は周囲も驚くほど穏やかになり、もう自宅でも騒ぐことはなくなったとのことだった。本人も「最近は、なんだか疲れてしまって良くわからない。先のことがわかっているような、わかっていないような。この1ヶ月間は体調が悪くほぼ寝たきりで、夫に世話をしてもらっていた。最近は音楽が楽しみ、好きなバンドの演奏を動画サイトで観ている。体が軽くなって痛みも減ってきた。（夫の努力がよかった？）そうですね。助けてくれる人がいて良かったと思う」と述べた。夫への疑いや怒りはほぼ消失していた。ミーティングに同席していた姉も、「最近は笑いも出てきて驚いている。私たちももっと否定せずに話を聞くべきでした」と述べていた。

この事例を経験することで、筆者らは統合失調症の急性期への介入においてもODが有効であることを確信するに至った。Aさんについては治療中に一切薬物を用いていないということもあり、対話実践の有効性は揺るぎないものとなった。その後のセッションの振り返りで、Aさんは「とにかく自分の話を聞いてもらえたことが良かった。参加者が沢山いたのも安心できた」「一緒に登山して、下山してきた感じ」と述べていたが、治癒の過程の共有はきわめて価値が高いことを改めて痛感した。薬物療法では、治療者は改善の過程を理解できる（つもりになっている）が、患者にとっては治療の過程はブラックボックスである。しかしODにおいては、患者は回復過程を自分自身のものとして体験できる。いっぽう治療チームは、自らかかわってきた対話実践の成果に驚き、本論の冒頭で述べたように「狐につままれた」ような感想を持つことになった。

Aさんとの対話では、筆者らの治療チームは一貫して説得や議論は行わず、求められた場合以外はアドバイスもしなかった。直接に治療を意図した働き

かけは一切行わず、ODのルールに基づいて、傾聴と応答を繰り返し、リフレクティングを行った。その結果、筆者の30年に及ぶ臨床経験で一度も経験したことのないような、劇的な改善が起こった。その過程は、まさに逆説の連続だった。

Ａさんとの対話の初期においては「意味の共有」も「意思の疎通」も困難をきわめた。やりとりはしばしば一方通行で、こちらはひたすら傾聴するほかなかった。折に触れて共感の言葉を伝えもしたが、Ａさんにそれが伝わっていたかは定かではない。つまりそこに「情報の伝達」としてのコミュニケーションは乏しかった。これは初期段階におけるＡさんの多面的な困難が「夫の不倫」「夫の陰謀」「離婚の危機」「覆面パトカー」「盗聴・盗撮」「夫の暴行」「身体疾患」などとして、因果関係を欠いたまま一斉に生じていたことによるであろう。

しかし、その一方でＡさんは、加害者であるはずの夫を常にミーティングに同席させており、普通に考えるならばそれはＡさんにとって不利になるはずであるが、そのことについては一貫して無頓着だった。つまり、当時のＡさんの言動には、因果関係という否定神学的な構造が、たしかに欠如していたのである。

しかし、にもかかわらず、そこに「対話」はあった。Ａさんはこちらの言葉に直接反応することは少なかったが、常に「対話を続けること」を切望し、対話の後は必ず感謝の言葉を口にしていた。Ａさんは筆者らにとっては同意が困難な「他者」であったが、共感し対話することが可能な「他者」ではあった。こうした対話への欲望と可能性において、Ａさんはまぎれもなく否定神学的な他者であった、と筆者は考えている。これは、われわれとある種の「欠如」を共有し、それゆえに対話を要請し、また対話することが可能な他者、という意味である。

12 「他者」の身体

人間は他者の／と言語を用いて対話する。この点について、異論は少ないであろう。しかし、ひとたび他者について厳密に考えはじめるなら、これは

そう単純な問題ではなくなる。例えばラカンは「他者とのコミュニケーション」を否定する。動物の記号的な伝達（トゲウオのダンスなど）とは異なり、言語は常に多義的である以上、話す者と聞く者が厳密に同じ意味を共有したという確証はないからである（ラカン 1991）。その意味で「女は存在しない」という命題と同様に、「コミュニケーションは存在しない」と断定したとしても、それは哲学的には正当化されうるであろう。

　そのとき他者とのやりとりは常に暗闇での跳躍（クリプキ）となり、他者理解はありうるとしても幻想の等価物となるであろう。この空間で確実に届くとされる“手紙”は、実は送り手も受け手もその内容を理解していないにもかかわらず、受け手の行動を変容させることができる。あの「盗まれた手紙」がそうであったように。

　しかし、自他境界を支えるものもまた、こうした他者への「直接のアクセスの不可能性」ではないだろうか。人間同士は「対話」できるが「コミュニケーション」はできない。このように「隔てつつ接続する」のが言語の機能であり、それは「リアル」への直接のアクセスの不可能性を原動力とする否定神学エンジンで駆動されていると筆者は考えている。例えば思弁的実在論の論者などが想定している「コミュニケーション」は、筆者には否定や主体を媒介としない AI 的な知性を想定しているとしか思われない。実在論がそのままでは治療に「使えない」のはこのためもあるであろう。

　ならば、対話における他者の位置については、どう考えるべきであろうか。ここでは他者論が参照されなければならない。ただし、思想史の大きな一角を占める他者論を概観することは筆者の手に余るため、必要最低限の参照に留めておこう。

　現代思想における他者論としてしばしば言及されるのは、レヴィナス、ラカン、デリダらのそれであろう。ただしラカンは、主体すらも他者化してしまう汎他者論とでも言うべき特殊な議論（大文字の他者、小文字の他者、他者の享楽など）を展開しているため、一旦脇におく。レヴィナスとデリダの他者論については、吉永による整理が示唆的であるため、その趣旨を簡単に紹介しておこう（吉永 2016）。その著作のタイトルである「〈他者〉の逆説」とは何か。それは、レヴィナスとデリダにあっては、形而上学的言説の彼方

に位置づけられるはずの他者が、その絶対的とも言える超越性ゆえに、ふたたび形而上学に回帰してしまうという逆説を指している。

　レヴィナスの倫理学は、自己と他者の非対称性を強調しつつ、他者はその絶対的な他者性において自己の自己中心性を審問し、自己はそれに応答し続ける責任を無限に負うことになる。つまり他者は責任論のもとで、あたかも超越的存在であるかのように形而上学化されることになる。

　他者を語ることのアポリアはここにある。「哲学的ロゴスが普遍性を志向し、他なるものを一なるものへ統合するものであるとすれば、それが絶対的に他なるものを語ることは原理的に不可能」になってしまう。このような他者を語る言葉は、必然的に否定神学となる。デリダは否定神学的言説の特徴を、「否定形、疑問形すなわちアポファーズを取って、理性的に許容されることよりもさらに彼方に行こうとすること」としている。先述したラカンの命題「女は存在しない」などはその典型例と言えるであろう。そうした言説は、絶対的な異質性（筆者注：例えば他者）を、可能なものの秩序や様態に導入することで「不可能なものの可能性」を開く、とされる。ここから敷衍（ふえん）するなら、われわれは「現実そのもの」に直接的なアクセスができない代わりに隠喩を用いて語りあうという点で、常にすでに否定神学的な存在であるとすら言いうるであろう。

　吉永によれば、レヴィナスは自身の思想が否定神学と呼ばれることに最後まで抵抗したが、デリダは否定神学の別の可能性を検討していた。否定神学的言説の空虚な形式性を認めた上で、それが神へと向かう差延運動であると考えていた。それは「ある」の彼方を目指して普遍化へと向かう限りで、政治、法＝権利、道徳などの言葉を括弧に入れその意味を動揺させながらも、逆説的にそれらを伝播していく機能を持つ。彼が「否定神学にまったく汚染されていないようないかなるテクストも信じない」と述べているのは、民主主義もまた否定神学のアポリアを横断することで存続されると考えていたためである。

　ラカンをあれほど批判したデリダが、否定神学の可能性を述べていたことは意外に感じられるかもしれない。しかしデリダ自身が、時に難解な修辞や隠喩を駆使した言説で知られる以上、彼が自身の思想がはらむ否定神学性に

無自覚だったはずがない。筆者はここで述べられている否定神学の可能性に全面的に同意するが、そこに身体的な基盤への配慮が欠けている点には問題があると考えている。

　繰り返すが、否定神学的な構造を支えている基盤が「身体」である。他者という認識すらも身体なくしてはあり得ない。例えば「外部」という認識ですら、内／外という身体由来のイメージスキーマなくしては不可能である。他者にそなわった外部性、異質性、侵襲性といった要素は、すべて身体という基盤抜きには認識され得ない。もちろん「自己の中の他者」という隠喩的概念の理解においても、このイメージスキーマは総動員されている。

　ラカンの他者概念がそうであるように、自意識の外部はすべて他者という発想は、先述したとおり汎他者論という形而上学であり、その限りで他者と治療的に向き合うことを困難にする。否定神学が身体に全面的に依拠していることが確認された以上、他者もまた「自己の外部にある、法的・言語的・身体的に統合された存在」として認識されるべきである。そうだとすれば他者とは第一に身体を持つ他人のことであり、他者への配慮とは「他人の統合性への配慮」として具体化するため、他者論における過剰なまでの形而上学的成分は捨象して良いことになる。

　レヴィナスの無限責任論も、身体化することで形而上学化を免れる。われわれの身体は有限である。他人に対して責任を負う場合、時間や空間などの物理的制約のほか、寿命や疲労、忍耐力といった有限性が限界を設定してくれるであろう。それゆえレヴィナスへの筆者なりの回答は「身体の有限性ゆえに、責任もまた常に有限であるほかはない」となる。

　ODにおいてしばしば参照される他者論は、バフチンのそれである。セイックラは他者との対話について、次のように述べている（Seikkula & Arnkil 2014）。

　「他者の持つ根本的でゆるぎない異質性こそが、対話を可能にしたり要請したりする当のものなのです。他者は私自身と同じように一つの自己であり、異質な自己であり、私が彼（女）を完璧に把握したり、彼（女）が私を完璧に把握したりすることなどありえません。バフチンはこう問いかけました〔Bukhtin 1990: 87〕。『もし私が他者と融合してしまい、二者ではなく一者し

か存在しない状況になったとしたら、誰がどうやって事象を豊かなものにしてくれるのか？』と」。

このとき「対話性」は、治療や支援のためというよりは、人々とともにあり続けるためのやり方とされている。その核心にあるのは「他者の持つ他者性が受容され、尊重されること、そして尊重される他者として無心に話を聴いてもらえる可能性」とされ、出発点にあるのは「個人の他者性を認識し尊重すること」である。おそらくは自明の前提ゆえに明示的に述べられてはいないが、ここで想定されている他者こそは「統合された身体を持つ他者」、すなわち他人である。それゆえ傾聴も寄り添いも、具体的な身体の所作としてなされなければならない。

レヴィナスやデリダの苛烈な言説の後で読むセイックラの他者論には、良くも悪くも単純で素朴な明快さがある。この素朴さはセイックラが、ODの思想的背景として社会構成主義やポストモダン思想を重視しながらも、否定神学的な構造には無関心であることによると考えられる。

セイックラが述べている対話における身体論は、臨床上きわめて重要な意味を持つが、あえて言えば、否定神学的な記述構造を欠いた身体論は、疑似科学やオカルトに容易に接近してしまう懸念がある。その意味で本論で筆者が試みたことは、否定神学の身体的な基盤を指摘するとともに、身体論を否定神学的に去勢すること、と整理できるかもしれない。ここで「去勢」とは、身体論の際限のない拡張（オカルト化など）を、分析的な視座から批評的に歯止めをかけることを意味している。

13 結 語

ここまで述べてきたことから、もはや結論は自明であろう。「対話実践」を支えているのは否定神学的な構造である。ただしそこには複数の審級がある。第一に言語そのものの否定神学的構造、第二に「他者」の否定神学的な存在論、そして第三が「他者の変化」が要請する否定神学的な論理構造、すなわち「逆説」である。それゆえ他者に接近するには、言語そのものがはらんでいる逆説的な機能をフルに活用する必要があるのだが、筆者は現時点で

その最良の具現化がODの対話実践と考えている。

　すでに述べたとおり逆説の効用は、他者の存在が否定神学的な構造を有していることによって担保されていた。バフチン＝セイックラが繰り返し指摘するように、主体と他者は同一の存在ではあり得ない。それゆえ確実なコミュニケーション（情報伝達）が可能とは限らない。一つ確実に言いうるのは、何が伝わっているか保証できない対話が、それでも成立し持続している（かにみえる）限りにおいて、主体と他者は否定神学的構造を共有している、ということである。これは「何も共有していない可能性を共有する」ことであり、他者の絶対的な異質性をそのまま対話可能性に変換するための賭金である。この賭けには、勝とうとさえしなければ、少なくとも負けることはない。

　勝とうとしない、すなわち治療を意図しないことの逆説的な効能もまた、否定神学的に担保されている。それゆえODの七原則中でも最も重要と考えられる「不確実性への耐性」は、ひたすら受け身の忍耐と言うよりは、能動的、積極的に維持されるべき姿勢となるであろう。

　以上の結論をふまえた上で、それでは対話実践を行う治療者は、例外なく否定神学の忠実な信者たるべきなのだろうか？　そうではない。否定神学は通過点として強く要請されはするが、われわれはそれを乗り越えて行かなければならない。対話実践で強調される、自明にして最も謎めいた言葉「ポリフォニー」こそが、その先に待機しているはずである。この点については、また機会を改めて論ずることとしたい。

文　献

Arnkil , T. E., Seikkula, J. (2006) *Dialogical Meetings in Social Networks.* Karnac.（ヤーコ・セイックラ／トム・E・アーンキル（2016）『オープンダイアローグ』高木俊介／岡田愛訳、日本評論社）

東浩紀（1998）『存在論的、郵便的──ジャック・デリダについて』新潮社

Bakhtin, M. M. (1990) *Art and Answerability: Early Philosophical Essays by M. M. Bakhtin.* Edited by M. Holquist & V. Liapunov. University of Texas Press.

Bergström, T., Alakare, B., Aaltonen, J., Mäki, P., Köngäs-Saviaro, P., Taskila, J.

J., & Seikkula, J.（2017）The Long-Term Use of Psychiatric Services within the Open Dialogue Treatment System after First-Episode Psychosis. *Psychosis* 9: 310-321.

千葉雅也／二村ヒトシ／柴田英里（2018）『欲望会議——「超」ポリコレ宣言』角川書店

ドゥルーズ、ジル／ガタリ、フェリックス（2006）『アンチ・オイディプス——資本主義と分裂症』（上・下）宇野邦一訳、河出文庫

デリダ、ジャック（1982）「真実の配達人」清水正／豊崎光一訳、『現代思想』第10巻第3号（デリダ読本——手紙・家族・署名）、18-113頁

ジョイス、ジェイムズ（2004）『抄訳　フィネガンズ・ウェイク』宮田恭子編訳、集英社

小林芳樹編訳（2014）『ラカン　患者との対話』人文書院

國分功一郎／斎藤環（2019）「中動態×オープンダイアローグ＝欲望形成支援　第3回　討議——國分功一郎×斎藤環」「かんかん！ 看護師のためのWebマガジン by 医学書院」http://igs-kankan.com/article/2019/10/001200/

ラカン、ジャック（1972）「〈盗まれた手紙〉についてのゼミナール」宮本忠雄／竹内迪也／高橋徹／佐々木孝次訳、『エクリ』1、弘文堂、5-80頁

ラカン、ジャック（1987）『精神病』（上・下）小出浩之／鈴木國文／川津芳照／笠原嘉訳、岩波書店

ラカン、ジャック（1991）『フロイトの技法論』（上・下）小出浩之／笠原嘉／小川豊昭／小川周二訳、岩波書店

レイコフ、ジョージ／ジョンソン、マーク（1986）『レトリックと人生』渡部昇一／楠瀬淳三／下谷和幸訳、大修館書店

レイコフ、ジョージ（1993）『認知意味論——言語から見た人間の心』池上嘉彦／河上誓作ほか訳、紀伊国屋書店

松本卓也（2018）「垂直のこころ、水平のこころ」『一冊の本』第23巻第9号、68-70頁

中井久夫（2004）「身体の多重性」『徴候・記憶・外傷』みすず書房

ODNJP（オープンダイアローグ・ネットワーク・ジャパン）（2018）「オープンダイアローグ　対話実践のガイドライン」https://www.opendialogue.jp/ 対話実践のガイドライン /

Olson, M. E., Seikkula, J., & Ziedonis, D.（2014）The Key Elements of Dialogic Practice in Open Dialogue: Fidelity Criteria. https://www.umassmed.edu/ globalassets/psychiatry/open-dialogue/keyelementsv1.109022014.pdf

斎藤環（2009）「ラメラスケイプ、あるいは『身体の消失』」『思想地図　vol. 4 特集・想像力』日本放送出版協会

斎藤環（2015）『オープンダイアローグとは何か』医学書院

斎藤環（2017）「AI が決して人間を超えられない理由」『世界思想』第 44 号

斎藤環／森川すいめい／西村秋生（2017）「オープンダイアローグ（開かれた対話）による統合失調症への治療的アプローチ」『精神科治療学』第 32 巻第 9 号、689-696 頁

斎藤環／村上靖彦（2016）「討議　オープンダイアローグがひらく新しい生のプラットフォーム」『現代思想』第 44 巻第 17 号（特集 精神医療の新時代——オープンダイアローグ・ACT・当事者研究…）、28-58 頁

Seikkula, J., & Arnkil, T. E.（2014）*Open Dialogues and Anticipations: Respecting Otherness in the Present Moment.* National Institute for ealth and Welfare.（ヤーコ・セイックラ／トム・E・アーンキル（2019）『開かれた対話と未来——今この瞬間に他者を思いやる』斎藤環監訳、医学書院）

Seikkula, J., & Olson, M. E.（2003）The Open Dialogue Approach to Acute Psychosis: Its Poetics and Micropolitics. *Family Process* 42(3): 403-418.

Seikkula, J., & Trimble, D.（2005）Healing Elements of Therapeutic Conversation: Dialogue as an Embodiment of Love. *Family Process* 44(4): 461-475.（ヤーコ・セイックラ／デイヴィッド・トリンブル（2015）「治療的な会話においては、何が癒やす要素となるのだろうか——愛を体現するものとしての対話」、斎藤環著・訳『オープンダイアローグとは何か』医学書院、149-181 頁）

志紀島啓（2016）「ドゥルーズ：最も潜在的な自閉症——「スキゾ」概念の再検討」『日本病跡学雑誌』第 91 号、31-45 頁

上尾真道（2018）「サントームについて——ラカンとジョイスの出会いは何をもたらしたか」『iichiko』第 140 号（特集　ラカンの剰余享楽／サントーム）、18-36 頁

吉永和加（2016）『〈他者〉の逆説』ナカニシヤ出版

7 精神分析と
オープンダイアローグ

松本卓也

1 はじめに

　筆者は以前、斎藤 環 の著作『オープンダイアローグとは何か』（医学書院）
の書評において、「オープンダイアローグの登場は、統合失調症に対する治
療法の大きなパラダイムシフトをひきおこすのみならず、現代の精神医療に
おける大きなパラダイムシフトをひきおこすかもしれない」と書いた（松本
2015)[1]。それは、単にこの治療法が統合失調症患者の入院治療期間を大幅に
短縮し、症状の再発を防ぎ、障害者手当の受給率を大幅に抑えることができ
る可能性がある、というプラグマティックな理由だけではなく、この治療法
が現代の精神医学が前提としてきた権力の空間配置、さらには主体（sujet）
についての考えを根底から変えてしまうようなものであるがゆえに、大きな
パラダイムシフトを喚起する起爆力をもっていると考えたからである。

　本稿では、オープンダイアローグにおける権力の空間配置および主体の問
題について、とくに（ラカン派、およびラカンに影響を受けた）精神分析と
比較しながらより詳しく論じてみたいと思う。というのは、精神分析におけ
る主体についての考え方とそのオルタナティヴは、オープンダイアローグに
おいて実際に何が生じているのかを見極めるためにきわめて重要な視座を与
えてくれるように思われるからである。

---

1) 本稿には、この書評との若干の重複があることをお断りしておく。

2　精神分析とオープンダイアローグの臨床空間

　精神分析とオープンダイアローグの違いは、まず何よりもそれぞれの臨床が行われる空間配置にある。

　よく知られているように、精神分析の創始者ジークムント・フロイトは、ごく初期には対面法（治療者と患者が相対するような形で面接を行う方法）を用いていたが、次第に患者を寝椅子（カウチ）に横たわらせ、治療者はその傍らに座る、という特異な空間的配置（背面椅子式自由連想法）を用いるようになった。

　このことは、精神分析が、汝と我（お前と俺）という、それなりに対等な──空間的に表現すれば「水平的」な──関係よりも、〈他者〉（l'Autre）と主体という、権威とそれに対する服従ないし反抗が生じやすい──「垂直的」な──関係を治療のための原動力として用いているということを意味する。想像してみればすぐに理解できるように、分析家のオフィスで寝椅子に横になることは、「横」になってリラックスできるようにするというよりも、むしろ分析家という本来ならば「横」にいるはずの他者を自分の「頭上」にいるようにすることにほかならないのである。言い換えれば、精神分析における空間は、寝椅子に横たわることによって、人間どうしのごくふつうの水平的関係を人工的な垂直的関係へと作り変えるものなのである。

　このことは当然、精神分析の過程で生じることにも関わってくる。たとえば、転移のことを考えてみるとよいだろう。周知の通り、転移（Übertragung）とは、患者が幼少期において体験していた重要な他者（両親などの養育者の場合が多い）との関係が、現在時における患者と分析家とのあいだで再現されることを指す。ひとは、幼少期において作り上げられた（特に性愛面における）対人関係のパターンを後の人生のなかでも繰り返すことがしばしばあるが、とりわけ精神分析においては、そのような転移（＝場所を転じてなされる再現）が頻繁に生じるのである。それは、分析における空間配置が、幼少期の子どもと養育者との空間配置とよく似ていることとも関係している（当然のことながら、いまだ直立二足歩行を身につけていない子どもは、横たわった状態で、自分の「上」に他者がいるという空間配置のなかで人生

を始めるのである）。

　実際、精神分析家ロバート・ウェルダーは、寝椅子を用いた精神分析が、助けを求めることとそれを庇護（ひご）すること、内密な部分を包み隠さずに暴露すること、不安とそれを解消して安心をもたらすこと等を可能にしているという点で、「大人に対する子ども」の立場を患者にとらせていることを指摘している（Waelder 1956）。なるほど、同じく「横になる」という空間配置のなかで行われる入院や人工透析において、ときに患者に退行がみられることはよく知られているが、これもまた、本来なら水平的なものであるはずの他者との関係が、突如として垂直的な「大人に対する子ども」の関係へと変貌するために生じているのかもしれない。自分が寝ている状態で、他者が自分の足元のほうから語りかけてくるという状況は、幼児期において養育者から世話をされている状況の再現にほかならないのである。

　ここで確認しておかなければならないのは、精神分析における「横になる」ことが、単に「大人に対する子ども」の関係を人工的に作り出しているだけでなく、「超越者と、それに対する自分」という関係をも作り出しているという点である。というのは、さきほど例にあげた入院や人工透析において、他者が自分の足元から語りかけてくるのとは異なり、精神分析においては、分析家という他者が頭上から語りかけてくるからである。このことは、精神分析の治療の原理とも関係している。精神分析家ジェームス・ストレイチーに従うならば、精神分析の治療原理は、患者が、分析家を厳しい超自我（これは患者の幼少期における養育者の権威的な像に由来するものである）として体験することに始まり、超自我と同一視された分析家が患者に対して解釈を行うことによって、患者が徐々に過去に形作られた超自我のイメージをより抑圧的でないものへと更新することによって終わると考えられている（Strachey 1934）。精神分析においては、寝椅子に横たわった患者の自我は、本来であれば水平的な他者（＝隣人）であるはずの分析家を、垂直方向における「上」に存在する他者（＝超自我）として同定することによってはじめて、自らが根底的に変化する可能性を得るのである。

　ひるがえって、オープンダイアローグにおける臨床空間について考えてみよう。

フィンランドで実践されているオープンダイアローグにおいては、患者か家族のどちらかから病院のオフィスに電話相談が入ると、すぐさま治療チームが組織され、相談から 24 時間以内に初回ミーティングが開かれる（日本ではこのような対応は現状難しいと考えられるが、今後体制が徐々に整備されていくものと思われる）。このミーティングには、患者本人とその家族、親戚、医師、看護師、心理士など、本人に関わる重要な人物であれば誰でも参加できるのであるが、これらの人々がともに集まって、車座になって座り、そこで開かれた対話（オープンダイアローグ）がなされる。そして、薬物療法や入院の必要性など、治療に関するあらゆる決定は本人を含む全員が出席したミーティングで決定される。そして、ミーティングではすべての参加者に平等に発言の機会と権利が与えられ、医師などの専門家の発言に患者や家族が従わなければならないということは一切ない。また、患者は幻覚や妄想などの病的体験について話すことになるが、その病的体験は他の参加者によって頭ごなしに否定されることはなく、むしろそこに他の参加者が新たな語りを付け加えていくことになる。こうして、ミーティングの語りは、患者の独語的モノフォニーではなく、多数の声が響きあうポリフォニーになる。このようなミーティングを、病気が改善するまで、毎日繰り返すのである。

　ポイントは、治療者と患者という 2 人（だけ）の関係が垂直方向において展開されることを基本原理とする精神分析とは異なり、オープンダイアローグにおいては、他者との関係は水平方向において展開されており、しかも二人ではなく多数の関係へと拡張されているというところにある。

　ただし、それはオープンダイアローグが水平的な他者関係のなかだけでなされる治療法であるということを意味しない。たしかに、オープンダイアローグの出発点には「クライアントのことについて、スタッフだけで話すのをやめる」という決定的な取り決めがあった（ODNJP 2018）という事実からもわかるように、この治療法が垂直的な（権力的な支配 – 被支配の）関係を排除し、水平的な（平等な）関係によって治療を進めようとすることから始まったことは間違いない。しかし、オープンダイアローグにおいては、家族療法家のトム・アンデルセンらが開発した「リフレクティング（reflecting）」という技法によって、垂直的な関係がいわば「弱毒化」された形で再導入さ

れていることがきわめて重要なのである。

　より詳しく説明しよう。オープンダイアローグにおいては、まず「本人の
ことは本人のいないところで決めない」ことが大原則であるとされる。これ
は、治療者のうちの誰か（たとえば、医師等）が治療方針の決定にあたって
患者に対する垂直的な権力を発動させないのみならず、スタッフのあいだで
も患者不在の場で垂直的な権力を用いず、すべてを患者自身が参加する開か
れた対話のなかで決定するという点で、きわめて水平的な臨床空間をつくる
ということである。しかし、オープンダイアローグの臨床空間は、そのよう
な水平的な空間配置のなかに、リフレクティングという若干の垂直的な関係
を可能にする契機が入り込んでくる。リフレクティングとは、オープンダイ
アローグの最中に明示的に行われる（参加者である）専門家どうしの対話の
ことであり、この対話において専門家は患者のほうを眼差しながらではなく、
専門家どうしのあいだだけで顔を見合わせる。それは、患者の側に応答のプ
レッシャーを与えることを避けるためであり、さらには、そのリフレクティ
ングを患者に観察させることによって、そのあいだに患者に自分の心のなか
の声と垂直的に対話することを可能にするのである。

　ヤーコ・セイックラが述べているように、オープンダイアローグにおける
対話には、すべての参加者のあいだで行われる「水平のダイアローグ」と、
それによって触発された個人の内部での「垂直のダイアローグ」の2つがあ
り、この2つの対話の協同こそが重要なのである（Seikkula 2008）。たとえば、
患者がオープンダイアローグのなかで父親のことを話題にしたとすれば、そ
れを聞いている他のメンバーの心の内部にも父親をめぐる連想が生じる。そ
のような水平のポリフォニーを通じて、個人の内部でも父親をめぐって生じ
る垂直方向の「内なる声」との対話がポリフォニックな仕方で可能になるの
である。

　このような技法とその背景にある理論は、いっけん単純なものに思えるが、
これまで「内なる声」の哲学・思想的なモデルが、イマヌエル・カントの定
言命法やフロイトの超自我、あるいはルイ・アルチュセールのイデオロギー
論における「おい、そこのお前！」という呼びかけに代表されるような、垂
直方向の超越的存在からたったひとりの個人に向けられたモノローグ的な呼

びかけであったことと比較すれば、その意義がより明瞭になるのではないだろうか。おそらくオープンダイアローグは、「内なる声」が超越的な権威として作用しないようにするための「抑え」として水平方向のダイアローグを用いている。垂直方向の声に耳を傾けることが、水平方向のダイアローグによって支えられた状況のなかで行われることによって、垂直方向を過剰に権威化させることなく、個人における変容を引き起こすことが可能になっているのである。

3　精神病理学とラカンにおける主体

　前節では、精神分析とオープンダイアローグの違いについて、特に臨床空間の配置という側面から検討してきた。次に、これを主体との関係から検討していこう。

　精神分析、とくにラカン派の精神分析は、主体という語に格別の重みを与えている。まず注意しておかなければならないのは、精神分析において主体という語は、自我（ego）とはまったく関係がないということである。自我という言葉が、精神分析においてさまざまな対象を取り込んでつくりあげられるパーソナリティのような比較的安定したものを指すのに対して、主体とはむしろ不安定なものであり、むしろ安定したものの裂け目においてはじめて現れるものである。実際ラカンは、主体を「自分とよく似た他者との想像的関係における特定の裂け目」を通して実現されるもの（Lacan 1966: 53）、あるいはシンプルに「現実界における非連続性」（Ibid.: 801）と規定しており、それが自分とよく似た他者との関係からつくりあげられる自我ではないことを強調している。

　このことをより明確にするために、統合失調症の発病をめぐる精神病理学の議論と、それとよく似たラカンの議論を比較してみよう。精神病理学では、主体（ないし主体化）の問題が統合失調症の発病と治癒に大きく関係していることが繰り返し指摘されてきた。たとえば、笠原嘉が述べたように、統合失調症は、進学・就職・結婚といった状況においてしばしば発症することが知られている。これらの状況は、ひとが「一人の主体として出立する」契

機である。誤解を恐れずに言えば、統合失調症の発病は、それまで他者の庇護のもとで人生を送ってきた人物が、誰の力も借りずに一人前の主体となり、自立しようとするとき——安永浩や中井久夫はそれを「一念発起」と表現した——の失敗の地点に位置づけられるのである（もちろんこれは、統合失調症が心因性の疾患であるという意味ではないが、紙幅の都合上、ここでは詳論できない）。つまり、統合失調症とは、主体化の失敗によって、他者に対して主体の座を明け渡してしまった結果として生じる病なのだと考えられてきたのである。このような考えは、ルートウィヒ・ビンスワンガーによって初めて明確化され、それ以来、精神病理学における一種の通奏低音として機能してきた。

　しかし、このような主体についての考え方は、主体という言葉よりも自我という言葉を使ったほうがよいものであろう。精神病理学における統合失調症の発病論は、この病は「一人前のものとしては不十分な自我が、一人前の自我として跳躍しようとしたときに発病する」と考えているに等しいのである。このことは、ラカン的な立場からの統合失調症の発病論と比較してみるとよくわかる。ラカンは、統合失調症は、「発言すること（prendre la parole）」を要請されるときに発病すると述べている（Lacan 1981: 285）。たとえば、奇妙な心気体感症状のために私たちの病院に入院したある患者さんのことを考えてみよう。この患者さんは、入院して数日たったころ、自分が入院している大部屋の他の患者さんたちが談笑している姿をみて、病棟スタッフにいきなり「あれは、俺のことを話しているんですよね」と訴えた後に、本格的な統合失調症を発病させた。このような例が示すのは、統合失調症が、単に不十分な自我が一人前の自我としてのあり方へと「一念発起」するときにではなく、他者との関係のなかに生じた裂け目に対して主体定立的な言語的応答を行わなければならないときに——自分が他者に向けて「発言すること」ができないかわりに、他者が自分に向けて語りはじめるという仕方で——発病するということである。ラカンは、そのことを「妄想は、主導権が他者の側からやってくるようになったときに始まる」と述べた（Ibid.: 218）。この視座からは、統合失調症にしばしばみられる自我障害は、患者が一人の主体として自己を定立することができず、そこに他者が浸透してきてしまった結果で

あるとみなされるだろう。

このような主体観は、当然、治療の指針にも影響を与えることになる。実際、ラカンの影響を受けた多くの精神科医たちは、統合失調症の患者に対して、主体を再生するような精神療法的かかわりを推奨してきた。その１つが、治療者が「狂者の秘書」になることである。すなわち、妄想する患者の語りに同調するのではなしに、語りを聞き届ける役目を果たす、ということである。統合失調症の患者は、一方では他者の世界（すなわち妄想の世界）に否応なしに引き寄せられてはいるが、他方では妄想を自ら主体的に語りなおすことによって、現実の世界とも関わりをもつこともできる。このような二重のあり方を利用し、妄想を否定せずに現実とも折り合いをつけていけるような構造的な二重見当識を獲得させることが、統合失調症に対する精神療法の指針とされてきたのである（加藤 2005）。

4　ラカンからガタリへ──オープンダイアローグとの距離

このように、ラカン的な主体の概念を重視する精神療法は、統合失調症が主体化の要請において発病する病であるがゆえに、その治療においては拙速な主体化の要請から患者を守りつつ、再主体化のための語りを治療空間のなかで聞き届けることを目標としてきた。

これと比較した場合、オープンダイアローグは統合失調症における主体化の困難に対して、よりエレガントな解答を提供しているように思われる。統合失調症が主体化の要請によって発病する病であるとすれば、その主体なるものを、単数的な個体に属するものとして扱うのではなく、多数的な声（ポリフォニー）が鳴り響く空間へと開けばよいのではないか、と。

どういうことだろうか。このことを理解するために、オープンダイアローグを私たちが馴染んでいる現在の精神医療システムと対比してみよう。現代の精神医療システムは、徹底して反オープンダイアローグ的である。統合失調症の急性期治療の決定は、医師などの専門家が主導権を握り、患者本人は方針の決定の場には関わることができないことがほとんどである。現代のシステムは、措置入院や医療保護入院といった強制入院の制度の存在が示すよ

うに、急性期の統合失調症の患者を意思決定の主体として認めていないのだ。また、通常、病的体験を語らせて肯定的なフィードバックを与えることは、病的体験をさらに賦活（ふかつ）してしまうと考えられているし、幻覚や妄想などは語るものであるよりは、薬物療法などによって除去されるべきものであると考えられている。これは、患者を意思決定の主体のみならず、語る主体としても認めていないということにほかならない。

　では、オープンダイアローグは、専門家だけが意思決定の主体として機能している現代の精神医療システムを逆転させて、患者を意思決定の主体の座につかせるものなのだろうか。断じてそうではない。もしオープンダイアローグがそのような反動的なものであれば、それはかつての反精神医学に非常に近いものになってしまうだろう。そこには、権力をもつ者ともたざる者のあいだの終わりなき綱引き合戦がうまれるだけである。また、オープンダイアローグは、これまで無視されてきた語る主体としての患者をそのまま肯定するものでもない。オープンダイアローグは、意思決定の主体や語る主体という座を、専門家の側から患者の側に奪い返すようなものではないのだ。この治療法はむしろ、専門家や患者といった単一の声（モノフォニー）をもつ人物が主体の座を占めることに反対し、多数的な声（ポリフォニー）が鳴り響く空間のなかで主体を別様に機能させる実践なのである。

　このような実践は、精神分析の文脈では、ラカン派の臨床実践に対するラディカルな批判から「スキゾ分析」を考案した分析家フェリックス・ガタリ（Félix Guattari）のそれと一定の類似性をもつように思われる（すでに矢原（2016）は、アンデルセンのいう「ヘテラルキー」とガタリらの実践の類似性を指摘している）。

　フランスのラボルド病院で行われていた「制度をつかった精神療法（psychothérapie institutionnelle）」から出発したガタリは、病院というシステムがしばしば患者に対して上から命令を押し付ける垂直方向と、平準化された患者間ののっぺりとした水平方向の両方においてそれぞれ極端化しがちであるという認識にもとづき、その両方の極端さを乗り越える次元である「斜め横断性（transversalité）」の重要性を説いた。ここには、すでにすべての参加者のあいだで平等に行われる「水平のダイアローグ」と、各個人の心のな

かで行われる自己対話である「垂直のダイアローグ」の協同こそを——つまりはタテとヨコの合わせ技としての斜めを——重要なものとみなすオープンダイアローグとの空間配置における共通性を見出すことができるだろう(Guattari 1972)[2]。

　また、ガタリは、ラカン派の精神分析が想定していたような、あらゆる言語的な行為を個人における主体に帰属させる「言表行為の主体」の単数的モデルを批判しており、その対立物として「集団的主体性」という概念を採用した。そのような集団的主体性の具体例として、彼は「妄想とか、病者がそのときまでそのなかに孤立的に閉じこもっていた自己表示などが、ひとつの集団的な表現様式にいたりつくことができるようにもなる」といった例——べてるの家における実践や当事者研究を思い起こさせる——をあげているが、このような事例は水平方向と垂直方向のあいだのほどよい協同が、同時に精神療法において扱われる主体に対するオルタナティヴな見方を可能にすることを示唆している。

5　おわりに

　本稿では、精神分析とオープンダイアローグを比較検討してきた。この作業のなかで、オープンダイアローグがとくに統合失調症の急性期に対して良好な成績を示しうることの理由もおぼろげながら理解しやすくなったように思われる。要約するなら、(1) 臨床実践の空間配置において、垂直方向が過剰化しないようにするために、複数的な他者たちの関係が展開される水平方向のダイアローグが重視されていること（ガタリらの実践との類似性）、(2) 応答を保留する形で他者とのコミュニケーションを行うこと（依存症グループにおける「言いっぱなし、聞きっぱなし」とも関係していよう）によって、拙速な主体化が抑制されること、(3) それらの条件によって斜めの次

---

2) ガタリは横断性を「超自我の受容与件の修正」と定義している。この定義は、ストレイチーが定式化した精神分析の作用機序（過去に形作られた超自我のイメージをより抑圧的でないものへと更新すること）とも似ているが、横断性の場合は斜めの空間配置において——すなわち、水平方向の臨床空間が確保された上で、垂直方向の運動が絶えず問い直されるという条件において——それが可能になっていることが特徴であろう。

元（集団的主体性）が確保されること、などがその理由の候補として挙げられるだろう。

　付言するならば、このような特徴は、その他の同時代的実践とも無関係ではないように思われる。たとえば、当事者研究とも関係の深い障害者運動では、障害者運動は「私たちのことを私たち抜きで決めるな（Nothing about us without us）」が当初のスローガンとされていた。このスローガンは、これまで主権を与えられていなかった障害者が、自分たちに主権（当事者主権）を与えることを要求するものであった（中西／上野 2003）。ところが、べてるの家では、むしろ「自分のことは自分だけで決めない」ことが重要であるとされている（浦河べてるの家 2002）。ここにみられるのは、水平方向の集団を前提とした上ではじめて主体化が可能になるという斜めの思想であろう。「本人のことは本人のいないところで決めない」ことの重要性を強調するオープンダイアローグにおいても、やはり同様の思想が胚胎されているように思われるが、そのことの意義は（特にラカン派の）精神分析とそれに対するオルタナティヴを検討することによってより明瞭になるように思われる。

文　献

Guattari, F.（1972）*Psychanalyse et transversalité: essais d'analyse institutionnelle.* F. Maspero.（フェリックス・ガタリ（1994）『精神分析と横断性——制度分析の試み』杉村昌昭／毬藻充訳、法政大学出版局）

加藤敏（2005）『統合失調症の語りと傾聴——EBM から NBM へ』金剛出版

Lacan, J.（1966）*Écrits.* Seuil.（ジャック・ラカン（1972-1981）『エクリ』（全3巻）弘文堂）

Lacan, J.（1981）*Les Psychoses. Le Séminaire de Jacques Lacan, Livre III.* Seuil.（ジャック・ラカン（1987）『精神病』（全2巻）小出浩之／鈴木國文／川津芳照／笠原嘉訳、岩波書店）

松本卓也（2015）「反 - 主体としてのオープンダイアローグ」『精神看護』第18巻第5号、483-486頁

中西正司・上野千鶴子（2003）『当事者主権』岩波新書

ODNJP（オープンダイアローグ・ネットワーク・ジャパン）（2018）『オープン

ダイアローグ　対話実践のガイドライン』 https://www.opendialogue.jp/対話実践のガイドライン/

Seikkula, J. (2008) Inner and Outer Voices in the Present Moment of Family and Network Therapy. *Journal of Family Therapy* 30(4): 478-491.

Strachey, J. (1934) The Nature of the Therapeutic Action of Psycho-Analysis. *International Journal of Psychoanalysis* 15: 127-159.

浦河べてるの家 (2002)『べてるの家の「非」援助論――そのままでいいと思えるための25章』医学書院

Waelder, R. (1956) Introduction to the Discussion on Problems of Transference. *International Journal of Psychoanalysis* 37: 367-368.

矢原隆行 (2016)『リフレクティング――会話についての会話という方法』ナカニシヤ出版

8　現象学とオープンダイアローグ
##　──フッサール、デネット、シュッツ

石原孝二

　本章では、現象学とオープンダイアローグのアプローチを比較することにより、オープンダイアローグの基盤を哲学的に検討することを試みてみたい。オープンダイアローグを開発したセイックラたちはオープンダイアローグをサイコセラピーにおける構築主義的なアプローチとして位置づけている。そして構築主義的なアプローチの特徴として、当事者の言説を「病理化」しないこと、つまり、その意味を客観的な「現実」という視点から評価するのではなく、当事者のナラティブを重視することなどを挙げる（Seikkula et al. 2001）。現象学はシュッツの現象学的社会学を通じて、社会構築主義の古典となったバーガーとルックマンの『現実の社会的構成』に影響を与えたものである。現象学とオープンダイアローグのアプローチを比較するという本章の試みは、オープンダイアローグの源流の一つから、オープンダイアローグを読み直すという試みでもある。

1　フッサールの現象学

　20世紀のはじめにフッサールによって提唱された現象学は、事物や世界の意味と存在の根拠を私たちの「意識」に求めようとしたものである。私たちの周りにある自然物や人工物、社会的制度は私たちの意識そのものが作りだしたものではない。けれどもその意味は、私たちの意識によって与えられている。意味という観点からすれば、事物や世界は私たちの意識によって

「構成」されたものだと言える。しかし現象学のこうした立場は私たちの日常的な捉え方からかけ離れたものだろう。事物や世界の存在は私たちがどのように考えるのかとは独立なのではないだろうか。目の前をひらひらと漂っていくものについて、私がそれを「妖精だ！」と思ったとしても、妖精が存在するようになるわけではない。この世界に妖精が存在するか否かは、私や私たちのその時々の意識のあり方とは独立に決められるべきことなのではないか。

　この点に関して、フッサールは意識経験の「合致」（Husserl 1952: 145，邦訳21）という考え方によって答えようとする。目の前を漂っているものについて「妖精だ！」と思った私は、次の瞬間、それが羽虫であったことに気がつくかもしれない。妖精という最初の意味は否定され、羽虫という意味が目の前を漂っているものに付与されることになる。それが最終的に羽虫であることが確認されたとしよう。目の前の羽虫という存在は、結局のところ、私の意識経験の中で構成されたものである。目の前の事物が妖精であるかどうかということに関しても、また、そもそもこの世界に妖精が存在するのかどうかに関しても、合致しあう私の意識経験の連関が決定することになる。他の意識経験と合致しない経験は否定され、整合的に合致する意識経験によって、「私にとって存在する世界」（Ibid.）が構成されるのである。私はまた他者との間に、整合的な意味連関を共有することによって、私は他者と「私たちにとって存在する世界」を構成することができる。

　フッサールのこうした考え方は、「私にとって存在する世界」が偶然的で暫定的なものであり、常に更新されていくものであること、また私にとって存在する世界と他者にとって存在する世界が異なるものであることを含意するものだろう。しかしフッサールは、世界が偶然的なものであるという考え方を否定しているようにも思われる。フッサールが意味を与える意識として考えているのは「純粋意識」であり、事物と世界を構成する私は、身体を伴った偶然的な人間としての私ではなく、純粋意識の担い手としての「超越論的自我」（Ibid.: 149）なのである。

　フッサールがそのように考えたのは、現象学を、経験的な事実を扱うのではなく、経験の本質と普遍的構造を明らかにすることによって、あらゆる学

問を基礎づけるものとして確立しようとしたからである。この試み自体成功したとは言い難いが、いずれにせよ、フッサール現象学のこうした考え方は、現象学を具体的な他者理解のための方法として利用することを難しくしている。その可能性を示しているのは、本章の最後で見るようにシュッツの現象学的社会学である。

2　現象学的精神病理学

　フッサール自身は、精神障害についてあまり深く論じることはなかったが、フッサールやハイデガーに強い影響を受けた精神科医たちは、1950年代以降「現象学的精神病理学」や「現存在分析」と呼ばれるアプローチを発展させてきた。現象学的精神病理学とは区別されることが多いが、ヤスパースの精神病理学も現象学を精神病理学に導入することを試みたものであり、現象学的精神病理学にも影響を与えている（石原 2018: 65-73）。ヤスパースの精神病理学も現象学的精神病理学も、脳の状態に精神障害の原因を求める生物学的なアプローチとは異なり、精神障害のある人たちの内的な体験そのものを把握しようとしてきた。また現象学的精神病理学は、特に精神障害のある人たちの体験の構造やその本質的特徴（「基底的障害」（Blankenburg [1971] 2012））を明らかにすることを重視してきた。

　しかしヤスパースの精神病理学も現象学的精神病理学も、精神障害のある人の内面にどのようにアクセスするのかということに関する方法論を欠いている。ヤスパースや現象学的精神病理学が手掛かりにするのは精神科医の診療における経験や当事者[1]の手記などであるが、そうした材料をもとに再構成されたものが本当に当事者の体験世界を再現しているものなのかを確認するすべはない。

---

1)　本書第1章では「患者」という表現を使用したが、本書では、治療対象・支援対象となる人のことを一貫して「当事者」と呼ぶことにする。

3 一人称複数の視点とヘテロ現象学

現象学に対して批判的な哲学者のデネットは、現象学が「一人称複数の視点」を採用しているのではないかという疑念を投げかけている（Dennett [1991] 1993: 67)。現象学者は、自分の意識経験の中にあるものをモノローグ的に記述するのだが、それに「私たち」が同意してくれることを、何の根拠もなく、期待しているのではないだろうか、と。こうした一人称複数の視点からの現象学に対してデネットが提唱するのが「ヘテロ現象学」である。(この「ヘテロ」とは、「他の」という意味であり、自分の意識を対象とする「自己現象学」(auto-phenomenology) とは対比的に、ヘテロ現象学は、他者の意識を対象とする現象学を意味しているとされる。) ヘテロ現象学は、被験者（対象となる人）の内面的世界を、中立的な立場で描きだすことを試みる。ここでの中立的な立場とは、被験者の内面的世界にコミットしないということを意味している。被験者の内面的世界が現実を反映しているのかどうかはもちろんのこと、被験者自身が記述する内面的世界を被験者が本当に経験しているのかどうかについても、中立的な立場を保持するのである。

被験者は、自分の内面的な世界を語るように求められると、「作話」することがあるとデネットは言う。嘘をつくというわけではなく、言い表すことが難しかったり曖昧なものを表現しようとするときに、私たちはどうしてもわかりやすい言葉で表現しようとしてしまう。自分の内面を正確に把握しているわけではないし、それを表現するための適切な言葉を持っているわけでもない。しかしヘテロ現象学者は真摯な態度で、被験者が述べる言葉を書き留め、被験者の内面的世界を表現するテキストを作成することを試みる。

そのテキストはもちろん被験者の内面的世界そのものを表しているとは限らない。そこでデネットは被験者の言葉以外のものに依拠しようとする。デネットが依拠しようとするのは、「脳内の出来事」[2] である。ヘテロ現象学的に記述された内面的世界が実際の脳内の出来事に対応しているのかどうかは、科学的に確かめられるべきことなのだとデネットは主張する。しかしヘ

---

2) もしくは「魂の中の出来事」とも言われるが（Dennett [1991] 1993: 98)、それが何を指しているのかは明確ではない。

テロ現象学者は、ヘテロ現象学的な経験的出来事と特定の脳内の出来事とが対応していることをどうやって証明するのだろうか。例えば被験者が「痛い」と言うとき、いつも特定の脳内状態が生じていることが示されるとしよう。一見すると、この特定の脳内状態は、被験者が「痛い」と言うときの同一の経験的な出来事に対応しているように思える。ところが、この被験者は、いろいろな経験的な状態（感情や認知において）について「痛い」と言っていたとしよう。この被験者は、いろいろな経験的な状態について（例えば、身体が何かに侵襲されるのを感じたとき、自分のミスを自覚したとき、場にそぐわない他者のふるまいを眼にしたとき）、「痛い」と言っていたのだ。この被験者にとって、「痛い」はいろいろな経験的状態を表す言葉だったのである。そうだとすると、同一の経験的な状態を示すように思われた特定の脳内状態は、実は「痛い」という発語に伴う脳内状態だったのだということになる。

4　世界を共有するシステムとしてのオープンダイアローグ

　フッサールの現象学は意識経験の普遍的な構造を明らかにすることを目指していた。現象学的精神病理学は、他者である当事者の意識経験の構造を把握しようとしたが、他者の意識経験にアクセスするための方法論を欠いていた。現象学に対して「一人称仮説」という批判を投げかけるデネットのヘテロ現象学もまた、他者の体験の内面的世界にアクセスする方法を示しているようには思えない。

　他者の内面的世界を把握する方法として考えた場合、現象学的精神病理学とヘテロ現象学に共通する問題点は、それにコミットすることなく他者の内面的世界を把握しようとすることに帰着するように思われる。ヘテロ現象学者は、あくまでも中立的な立場で、被験者の言動を記録しながら、被験者の内面的世界を、検証されるべき仮説として描きだそうとする。他方現象学的精神病理学は、例えば統合失調症とされる人の内面的世界を把握すべく、「基底的障害」を明らかにすることを試みる。統合失調症とされる人の世界の経験の仕方は健常者とは異なっているものであり、健常者の経験を可能に

している本質的な構造の変容や欠落として捉えられるものなのではないかと考えられることになる。

　しかし何らかの仕方でその世界にコミットし、その世界を共に構成することによってしか、他者の内面的世界を理解することはできないのではないだろうか。そしてオープンダイアローグのアプローチは、世界を共有するためのシステムとして捉えることができるのではないだろうか。本節では、オープンダイアローグの7つの原則について触れながら、オープンダイアローグが世界を共有するためのシステムであることを示していこう。

　1980年代前半からフィンランド・ケロプダス病院で始まった精神科医療のアプローチは、1995年までにオープンダイアローグと名付けられ、2001年までに効果的な実践を理念化した7つの原則、1. 即時対応、2. 社会的ネットワークの視点、3. 柔軟性と機動性、4. 責任、5. 心理的継続性、6. 不確実性への耐性、7. 対話主義（ポリフォニー）が確立されていくことになる（Seikkula et al. 2001, ODNJP 2018, 本書第1章）。

　この7つの原則は、複数のセラピストが当事者と世界を共有し、共に支えるための仕組みとして捉えることができるだろう。原則1「即時対応」は、当事者やその関係者が医療側にコンタクトしてから（必要であれば）24時間以内に治療チームを組織し、治療ミーティングを行うことを意味している。即時対応は、オープンダイアローグのシステムの中でも特に重要な位置を占めている。オープンダイアローグは、フィンランドで1980年代前半までに確立されたニード適合型治療を基盤として発展してきたものだが（Seikkula et al. 2001; 石原 2019）、即時対応は、当事者側のニード（必要）に応えるために最も重要な要素である。また、即時対応によって、急性期における対応が容易になる。急性期は「窓が開いている」（Seikkula & Arnkil 2006: chap. 3）状態であり、対話による介入の効果が高いと考えられている。当事者側が助けを求めてくるときは、当事者の世界が揺らいでいるときでもあり、そのときに、複数のセラピストからなる治療チームが当事者の世界に入り込み、当事者の世界を共に支えていくことによって治療効果がもたらされているのではないだろうか。

　原則2の「社会的ネットワークの視点」は、当事者の家族を含めた、当事

者にとって重要な人を（当事者の同意のもと）なるべく治療ミーティングに呼ぶということを意味している。治療を開始することによって当事者を社会的文脈から切り離すのではなく、当事者の社会的ネットワークの中に入り込んで治療ミーティングを行っていくものである。

原則3「柔軟性と機動性」、原則4「責任」、原則5「心理的継続性」は、当事者のニード（必要）に徹底的に対応するための原則である。ニードに対応するためには、診断名などによってニードが決まるわけではなく、当事者ごとに多様なものであることを意識すると同時にニードが変化するものであることを深く理解する必要がある。柔軟性と機動性はそうしたニードの変化に対応するために必要だし、1人の当事者に対して治療が必要なくなるまで同じ治療チームが「心理的継続性」を保ちながら、当事者のニードに応える責任を有しているのである。この原則3から5は、原則6の「不確実性への耐性」にもつながっていく。ニードの変化に沿って様々な対応と関係性を求められる治療チームは、類型的な治療方針に頼ることなく、不確実性に耐えることが求められるのである。治療チームが不確実性に耐えながら、柔軟性と機動性を保ち、責任と心理的継続性を保持し続けるオープンダイアローグのシステムにおいて、セラピストチームは、当事者の世界に参加し、共に支えることができるのではないか。

原則7「対話主義（ポリフォニー）」はオープンダイアローグの思想そのものを示している。オープンダイアローグの治療ミーティングは、対話とポリフォニックな状態を維持することを意識しながら、それが必要とされなくなるまで継続される。現実の世界はポリフォニーに満ちている。様々な声と考えが飛び交いながら、誰が作るということもなく、ポリフォニーの網の目によって世界が形作られていく。オープンダイアローグの治療ミーティングは、現実の世界がはらむ侵襲性を排除しながら、セラピストが安全な空間を作りながら、ポリフォニックな空間を作りだすものだと考えることができるだろう。このポリフォニックな空間において、治療ミーティングに参加するセラピスト、当事者、家族などは当事者の世界を支え、共有する。

このように考えてみると、オープンダイアローグとは、セラピストが当事者の世界を共に作り、共有するためのアプローチであると言えるだろう。

5　シュッツの現象学的社会学

　現象学にとって、オープンダイアローグのアプローチは、他者の体験世界にアクセスする方法の一つの可能性を示してくれるものと捉えることができる。他方、現象学的なアプローチは、オープンダイアローグに対して何か示唆を与えることができるだろうか？　様々な可能性が考えられるが、ここでは他者の類型的理解と対面的理解に関するシュッツの議論をオープンダイアローグに接続することを試みてみたい。

　シュッツは現象学的社会学の創始者と見なされているが、シュッツの現象学的社会学は、社会構成主義の古典とも言えるバーガーとルックマンの『現実の社会的構成』（Berger & Luckman [1966] 1967）に大きな影響を与えている。オープンダイアローグ・アプローチは、社会構成主義の考え方に依拠し、それを実現するものとされているので（Seikkula et al. 2001: 248）、シュッツの現象学的社会学はオープンダイアローグの源流の一つであると言うことも可能である。本節での試みは、オープンダイアローグの源流の一つとしてのシュッツの現象学的社会学の観点から、オープンダイアローグの原則を読み直すものでもあることになる。

　現象学的社会学を切り開いたシュッツの主著『社会的世界の意味構成』はウェーバーの理解社会学が提起した問題にフッサールの「内的時間意識」の分析とベルクソンの「持続」の概念を援用しながら取り組もうとしたものである。ウェーバーの理解社会学は、他者の行為の背景にある「主観的意味」を解明するという問題を提起したが、シュッツはこの意味に関する問題を「時間問題」として捉えようとする（石原 2009）。シュッツによれば、意味は「われわれが年をとること」からこそ生じるものである。「私たちが年をとること、このことはわれわれにとっては最高度のレリヴァンス（関連性）をもっている。それが、動機的レリヴァンス体系の最高次の相互関係、つまり人生プランを支配しているのである」（Schutz 1970: 179, 邦訳: 247）。私たちが不可逆的に年をとり、いつかは死に至る有限な存在であるからこそ、物事や出来事は私にとって関連のあるものであることができる。そして意味とは、私が体験を「予め与えられた経験の全体連関の中に位置づけること」にほか

ならない（Schütz［1932］2004: 184, 邦訳 127）。意味は私たちが時間的な存在であるからこそ生じてくるものなのである。

6　直接世界・同時代世界・先代世界

　シュッツの他者理解に関する議論では、（社会的な）直接世界（Umwelt）、同時代世界（Mitwelt）、先代世界（Vorwelt）、後代世界（Folgewelt）の区別が重要な意味を持っている（Schütz［1932］2004: 4. Abschn., 邦訳第 4 章）。「社会的な直接世界（周囲世界）」は私が他者と直接共有する世界であり、そこで私と他者はお互いの体験を直接把握する。こうした直接世界の外に、私が同時代人たちと共有する「同時代世界」が広がっている。同時代人は私にとって疎遠な人たち——かつて会ったことはあるけれども疎遠になってしまった人たちとそもそも会ったことがない人たち——であり、同じ時代に生きる者として、「同時代世界」を共有している。私は同時代人の体験を直接把握することはできないが、「類型的な体験経過」を推測することはできるし、同時代人に向けて行為することも可能である。他方「先代世界」とは、すでに過ぎ去った世界であり、その世界を私は考えることはできるが、その世界に向けて行為することはできない。また「後代世界」とは、私がいなくなった後の世界であり、その世界を私は漠然と把握することしかできない。私は直接世界のみならず、同時代世界、先代世界、後代世界も何らかの仕方で理解しているが、直接世界以外の他者理解は、類型的な理解に基づくものであり、その類型的な理解は、直接世界における他者の体験の直接的な把握から派生してきたものである。

　社会的な直接世界の共有は私と他者が時間と空間を共有することによって可能となっているが、単に時間と空間を共有しているだけではなく、相互的な「汝態度」（Dueinstellung[3]）が必要であるとシュッツは考える。「汝態度」とは、相手の属性や特性（「相存在」）にではなく、相手の存在そのもの（「現存在」）に向き合う態度である。この汝態度が私と他者との間の双方向

---

[3]　Dueinstellug はシュッツの造語で、2 人称単数の親称 du を名詞化した Du と「態度」を意味する Einstellung からなる。ここでは「汝態度」と訳す。

において成立するとき、「純粋な私たち関係」が成立しているシュッツは言う。この「純粋な私たちと他者はお互いの体験を直接把握し、体験のそれぞれの意味連関をお互いの中に組み込まれていく。しかしそのことは、意味連関が同じになることを意味しない。同じ出来事を体験していたとしても、私と他者に生じる意味は重なり合うことはない（Schütz［1932］2004: 316, 邦訳247）。私と他者は固有の老いを経験し、固有の意味連関を紡ぎながら、「共に年を取る」のである。もしこの汝態度が失われるのであれば、直接世界はもはや共有されない。私と他者が時間と空間を共有していたとしても、私が他者をその属性や特性からのみ、類型的に把握しようとするならば、他者は直接世界から同時代世界へと追いやられることになる。

7　直接世界を維持するシステムとしてのオープンダイアローグ

　オープンダイアローグにおける治療ミーティングでは、セラピストは、当事者を含むミーティング参加者の存在を尊重する。そうした態度は、シュッツが言う「汝態度」にあたるものであり、治療ミーティングは他者の直接世界へのアクセスを実現しているものだと言える。また、オープンダイアローグにおいては、治療方針など治療に関わるすべてのことが治療ミーティングで話されるという「透明性」（Olson et al. 2014: 16）が重視される。このことは、治療に関わるすべてのことが当事者と共に決められていくことを保障し、治療ミーティングにおいて共有される直接世界の外で当事者に関する何かが決まっていくことを防ぐものとなっている。

　オープンダイアローグの7つの原則についても、直接世界の共有を維持し、意味連関を共に作りあげていくためのものとして統一的に理解できるのではないかと思う。以下でそのことについて述べていこう。

　原則1「即時対応」は、当事者のクライシス期に対応することを可能にするものだが、クライシスは意味連関のクライシスである。クライシス期の治療ミーティングは、当事者の意味連関の修復と再構築に寄与するものだろう。オープンダイアローグの治療ミーティングの特徴は、複数のセラピストが治療チームを作り、同じチームで（原則5「心理的継続性」）、当事者が必要と

しなくなるまで、当事者が直面するメンタルヘルス上のあらゆる問題に対応する（原則4「責任」）ということにある。これらの原則に従って進められる治療ミーティングは、「直接世界」の共有を保障するものだと考えることができるだろう。オープンダイアローグの治療ミーティングは、当事者の体験や語りをセラピストの視点で暴力的に解釈することなく、そのものとして受け止める場を作りだす。

　当事者の家族や関係者を最初からミーティングに呼ぶという原則2「社会的ネットワークの視点」も、当事者の意味連関の修復という視点から捉えられる。当事者の意味連関が動揺しているときに、治療空間を社会的な文脈から切り離して、セラピストと当事者の閉じた時空間の中で特殊な関係を作りだすのではなく、当事者の社会的ネットワークの修復と強化を試みるのである。原則3の「柔軟性・機動性」も、社会的ネットワークの視点を重視した意味連関の修復という観点から捉えることができる。自宅を含め、当事者が望むところ、必要なところで治療ミーティング4）を行うなど、当事者のニードに徹底的に応える柔軟性と機動性は、社会的ネットワークの中で当事者の意味連関を修復する上で重要な役割を持つものだろう。

　原則6の「不確実性への耐性」と原則7の「対話主義（ポリフォニー）」は、当事者とセラピストの間で直接世界を共有しつづけるための原則として捉えることができる。不確実性への耐性について言えば、オープンダイアローグでは、診断によって治療法を決めたり、経過の予測を行うということをしない。セラピストは当事者の個別的で特有のニード（必要）に徹底的に向き合うことによって生じる不確実性に耐えながら、ニードに応えていく。この原則は、セラピストが当事者を「同時代人」として接することを防ぐための原則として考えられるだろう。診断名によって当事者の状態を把握するということは、類型的に他者を把握するということにほかならない。対話主義・ポリフォニー（多声性）の原則もまた、類型的な把握を防ぐためのものと考えることができるだろう。

　治療ミーティングでは、セラピストも含めてミーティング参加者の一人一

4）治療ミーティングは病院や外来で行われる場合も多い。

人の声が尊重される。例えば家族がミーティングに参加している場合、同じ出来事を経験していたとしても、その出来事の捉え方や意味は、当事者と家族とで異なっているだろう。同じ出来事を共有しながらも、それぞれが固有の体験をし、固有の意味連関の中にその出来事を組み込んでいるはずである。その出来事の語りを聞いたセラピストたちの捉え方や意味も、セラピストの固有のものであり、一つの声に過ぎない。治療ミーティングでは、誰かが出来事の意味を決定するのではなく、その出来事の意味が一人一人異なっていることを確認しながら、一人一人がその出来事に関する意味連関を修復し、再構築していく。何らかの問題解決や決定に至ることを目的とするのではなく、ポリフォニーを重視しながら、対話を継続することを唯一の意識的な目的としてかかげる対話主義の原則は、当事者が社会的ネットワークのメンバーと共に、意味連関を修復し、再構築していく場を提供する場なのだと考えることができるのではないか。

　同時代世界は類型的把握に満ちた世界であり、私たちは同時代世界において、他者や私たち自身を役割や属性、機能といった視点から把握している。同時代世界でのそのような相互理解において、私は他者が自分の期待通りに動いてくれることを期待し、また他者の期待に沿うように動こうとする。精神障害のある人たちの多くは、こうした役割の網の目によって構成される同時代世界の中で上手く立ち回れず、息をつくことができない人たちだろう。シュッツに従えば、こうした同時代世界は、私たちがその存在において向き合い、それぞれの体験を感じ合う直接世界に基盤を持ち、そこから派生してきたものである。オープンダイアローグの治療ミーティングは、セラピストが当事者と共に直接世界を作りあげ、当事者がそれを必要としなくなるまで、つまり、意味連関を修復し、同時代世界の中で助けがなくても生きていけるようになるまで、直接世界を維持するものと考えることができるのではないだろうか。

8　意味連関の修復支援システムとしてのオープンダイアローグ

　私たちはそれぞれ固有の意味連関のうちに生き、日々の生活を送っている。

職場や家庭における日常の出来事の多くは、その意味連関の中に取り込まれていく。ただ、どんなに小さな出来事であっても、意味連関に影響を与え、わずかな変化をもたらす。私たちはあまり意識することなく、常に意味連関を編みなおしながら暮らしている。社会的な立場や自己のアイデンティティに大きな変化を与える出来事に直面したとき、その出来事を既存の意味連関の中に取り込んで、意味連関を更新することに困難が生じるかもしれない。そうしたとき、私たちは他者の助けを借りて――他者に相談することによって――出来事の意味を把握し、意味連関を更新しようとするかもしれない。私たちが持つそれぞれの意味連関はそもそも誕生から今にいたるまで、家族や他者たちとのやり取りの中で作りあげられてきたものである。精神障害の当事者は、意味連関の更新にとりわけ困難を持つ人たちであろう。オープンダイアローグは、そうした当事者の意味連関の修復もしくは再構築を集中的・継続的に支援するためのシステムとして捉えることができるではないだろうか。本章はそのことを、シュッツの現象学的社会学によってオープンダイアローグの7つの原則を読み直すことを通じて示そうとしたものである。

文　献

※邦訳のあるものは邦訳を参照したが、必要に応じて訳語や表現を一部変更した。

Berger, P. L., & Luckmann, T.（[1966] 1967）*The Social Construction of Reality: A Treatise in the Sociology of Knowledge*. Anchor Books.（ピーター・バーガー／トーマス・ルックマン（2003）『現実の社会的構成――知識社会学論考』山口節郎訳、新曜社）

Blankenburg, W.（[1971] 2012）*Der Verlust der natürlichen Selbstverständlichkeit: ein Beitrag zur Psychopathologie symptomarmer Schizophrenien*. Parodos.（ヴォルフガング・ブランケンブルク（1978）『自明性の喪失――分裂病の現象』木村敏／岡本進／島弘嗣訳、みすず書房）

石原孝二（2009）「他者と時間――シュッツの他者論とフッサール、ベルクソン」『哲学雑誌』第124巻第796号、1-14頁.

石原孝二（2018）『精神障害を哲学する――分類から対話へ』東京大学出版会

石原孝二（2019）「診断から対話へ――ニード適合型治療からオープンダイアローグへの転換点」『臨床心理学』第19巻第5号、546-550頁

Dennett, D. C.（[1991] 1993）*Consciousness Explained*. Penguin Books.（ダニエ
ル・C. デネット（1998）『解明される意識』山口泰司訳、青土社）

Husserl, E.（1952）Nachwort zu meinen *Ideen zu einer reinen Phänomenologie
und phänomenologischen Philosophie*（1930）In *Husserliana* V, hrsg. v. Biemel,
M. Martinus Nijhoff. pp. 138-162.（エトムント・フッサール（1979）「あとが
き」『イデーン――純粋現象学と現象学的哲学のための諸構想 第1巻 純粋粋
現象学への全般的序論』I-1、渡辺二郎訳、みすず書房、11-45頁）

ODNJP（オープンダイアローグ・ネットワーク・ジャパン）（2018）「オープン
ダイアローグ対話実践のガイドライン」https://www.opendialogue.jp/対話実
践のガイドライン/

Olson, M., Seikkula, J., & Ziedonis, D.（2014）The Key Elements of Dialogic
Practice in Open Dialogue. 2014. Version 1.1（「オープンダイアローグにおける
対話実践の基本要素」、山森裕毅・篠塚友香子訳、2015年）https://medschool.
ucsd.edu/som/psychiatry/research/open-dialogue/Pages/default.aspx

Schütz, A.（[1932] 2004）*Der sinnhafte Aufbau der sozialen Welt: eine Einlei-
tung in die verstehende Soziologie*. UVK Verlagsgesellschaft.（アルフレッド・
シュッツ（2006）『社会的世界の意味構成――理解社会学入門（改訳版）』佐
藤嘉一訳、木鐸社）

Schutz, A.（1970）*Reflections on the Problem of Relevance*. Edited by Richard
Zaner. Yale University Press.（アルフレッド・シュッツ（1996）『生活世界の
構成――レリヴァンスの現象学』リチャード・M・ゼイナー編、那須壽／浜日
出夫／今井千恵／入江正勝訳、マルジュ社）

Seikkula, J., Alakare, B., & Aaltonen, J.（2001）Open Dialogue in Psychosis I: An
Introduction and Case Illustration. *Journal of Constructivist Psychology* 14（4）:
247-265.

Seikkula, J., & Arnkil, T. E.（2006）*Dialogical Meetings in Social Networks*.
Karnac Books.（ヤーコ・セイックラ／トム・E・アーンキル（2016）『オープ
ンダイアローグ』高木俊介／岡田愛訳、日本評論社）

9 哲学対話と
オープンダイアローグ

山森裕毅

1 はじめに

　オープンダイアローグをそれに類する思想や実践と比較することでより深く理解しようというのが本書の狙いであり、そのために本稿が比較対象として取り上げるのは「哲学対話」である。哲学対話とは、参加者が対話を通して哲学という営みを行うさまざまな実践活動およびその諸々の形式の総称である。最近では哲学対話を「哲学プラクティス」と呼ぶことも増えてきているが、本稿ではオープンダイアローグの持つ対話主義との関連性を見えやすくするために「哲学対話」と記すことにしたい。この活動は大学での研究教育活動の一環として取り組まれたり、草の根の市民活動として実践されたりしていくなかで日本国内でも徐々に広がりを見せ、やがて 2015 年に「哲学プラクティス連絡会」[1] が発足し、2018 年には「日本哲学プラクティス学会」[2] が設立されている。

　ところで、オープンダイアローグと哲学対話を単純に比較することは実はできない。哲学対話とはさまざまな実践と形式の総称だと書いたように、それはオープンダイアローグにとっての「精神療法」に相当するものである。つまりそれらは比較するにはスケールが釣り合っていないのである。そのため、哲学対話に含まれる実践のなかからいくつか代表的なものを紹介し、そ

---

1) 公式 HP：http://philosophicalpractice.jp/（最終アクセス：2021 年 12 月 13 日）
2) 公式 HP：https://philopracticejapan.jp/（最終アクセス：2021 年 12 月 13 日）

の後でオープンダイアローグとの比較を試みたい。

2　哲学対話のおおまかな特徴

　哲学対話は非常に多彩な実践活動を含んでいる。活動が多彩になる理由は主に四つあるだろう。

　ひとつ目は実践の形式が複数あり、しかしがっちりと技法化されているわけではないため応用可能性に開かれているということである。代表的な形式は①哲学カフェ、②フィロソフィー・フォー・チルドレン（P4C あるいは p4c と略記される）、③ソクラティック・ダイアローグ、④哲学カウンセリングであるが、これらについては後で再び取り上げたい。これら以外に哲学散歩や哲学ツーリズム、企業向けの哲学コンサルティングなどの実践活動もある。複数名での対話をベースにした哲学の活動という基本を外さなければ実践者（「プラクティショナー」と呼ばれ、対話の進行役やファシリテーターを担うことが多い）によるさまざまな工夫が許容されるため、実験的な領域となっている。私が参加したもので変わり種だったのは、「対話コン」（哲学対話と合コンを融合させたもので、価値を主題にする哲学の特性を利用して参加者の人生観・恋愛観・結婚観などを語り合うもの）[3] や「哲学ランドアート」（参加者でランドアートを製作した後にそれが何に見えるか、何を表現しているかなどの認識に関わる観点から対話を行うもの）[4] である。

　理由のふたつ目はプラクティショナーの哲学観・実践観の多様さである。哲学対話の実践活動の多くは流派や技法、あるいはトレーニング法が強固に確立されているわけではない[5]。そのためその実践は個々のプラクティショナーが何を大切にしたいかによって違いが出てくる。批判的思考や推論などの論理的な側面を重視する人もいれば、経験の共有や感情の表出、ケア的思考、創造的思考、問題解決などを重視する人もいる。議論をひとつの見解に

3）武つぐとしによる実践。
4）馬場智一（長野県立大学グローバルマネジメント学部・准教授）による実践。
5）プラクティショナーたちが交流するなかで、よいアイデアや実践が受け継がれていくことがある。

収束させることを好む人もいれば、逆に議論を多角的に発散させ参加者をモヤモヤさせて終わることを好む人もいる。また個々のプラクティショナーが何を参照軸として使っているかによって違いが出てくることも少なくない。たとえばギリシャ哲学を主な参照軸として使う人は、現象学やプラグマティズム、ポストモダン、分析哲学、老荘思想、禅、フェミニズムなどを主な参照軸として使う人たちとは対話に対するアプローチの仕方に違いが出るかもしれない。私が実践する場合では、哲学に限らず精神分析や精神療法、当事者研究などの考え方を参照軸として使っている。プラクティショナーによってはさまざまな参照軸を複合的に使うこともできるだろうし、あるいは場面によって使い分けるということもあるだろう。このように哲学対話ではプラクティショナーの個性が対話を導く大きな要素となっている。

　三つ目の理由は参加者や場の構成の多様さである。哲学対話の開催の形態は大きく三つに分けることができる。喫茶店やギャラリー、公民館、お寺などで一回一回参加者を募るオープンなもの、何らかのコミュニティを拠点に参加者をある程度限定して中長期的に開かれるセミクローズドあるいはクローズドなもの、オフィスにて1対1で行わるカウンセリング形式のものである。オープンな形態のものは、その都度の参加になるので相手のことを知らない状態で対話し、そのまま会を終えることも多いが、なかには常連になる人もいる。セミクローズド／クローズドな形態のものはさまざまな場合があり、たとえば精神障害のある人たちやがん患者たちのコミュニティ、シングルマザーのコミュニティなど似た境遇のなかで苦労や生きづらさを共有する人たちのコミュニティで開催されている。また小学校・中学校・高校にてクラス単位で行われている活動もこれに当たる。1対1のカウンセリング形式のものは精神療法に近く、しばしば精神障害の診断を受けた方がクライアントとして訪れているようだが、そういった人たちに限定されているわけではない。このように開催の形態や参加者の個性や属性や経験、開催される場所の雰囲気などが対話の内容や目的、質に違いを生み出すことにつながる。

　四つ目は対話の素材の多様さである。ここでいう素材とは、対話のために利用される哲学書や小説、絵本、映画や絵画などの芸術作品などを指す。参加者で詩を作ったり、ダンスをしたり、音楽制作をするなどの表現活動を行

うこともありうる。参加者で同じものを見ながらその理解の仕方や感じ方の違いが露わになることで、参加者が自身の閉じた物の見方や狭い価値観に気づくという効果がある。

上記の四点（活動の形式×プラクティショナーの個性×参加者と場の構成×素材）が複雑に絡み合って、対話をベースにした哲学の実践活動を多彩なものにしていると同時に新しい発展へと開いている。

3　哲学対話の代表的な四つの形式

哲学対話を考えるうえで外せない四つの代表的な活動の形式を改めて見ておこう。

3.1　哲学カフェ

哲学カフェは日本国内で最も普及している活動形式だと思われる。哲学カフェのはじまりは、1992 年のフランスのパリで「哲学者のマルク・ソーテがカフェ・デ・ファールで討論会をやる」という誤った情報をもとにそのカフェに人々が集まってきてしまい、ソーテが急きょ進行役として討論会を行ったことにあるとされる。その後世界各地に広がり、日本国内でも 2000 年にはこの活動がはじめられている。（カフェフィロ 2014）6）

国内で行われている一般的な形式は、進行役がひとりおり、あらかじめ対話したいテーマや問いを決めておいて日時や場所を告知し、そこに集まった人たちでそのテーマや問いについて対話を行うというものである。映画や芸術作品、哲学書や絵本など対話のためにさまざまな素材を使うこともできる。ここでいう対話は討論（discussion）とは異なり、テーマや問いをめぐって参加者の多様な経験や意見を拾い上げつつ、参加者といっしょに考え、新しい発見に感動するという経験を分かち持つということを、話し合いを通して行うことを指す。一方的に自説を押し付けることや知識を披歴することは歓

6）「カフェフィロ」は哲学カフェを普及する団体であり、各地で行われている哲学カフェの情報を取りまとめたり、カフェの進行役の派遣や育成などを行っている。公式 HP：http://cafephilo.jp/（最終アクセス：2021 年 12 月 13 日）

迎されず、相手の話に耳を傾けながらいっしょに考えていく過程が重視される。また、聴いているだけでも対話に参加していると認められ、無理に話すように強制されることはない。

3.2　フィロソフィー・フォー・チルドレン（P4C あるいは p4c）

　フィロソフィー・フォー・チルドレン（「子どものための哲学」、以下 p4cと略記）は小学校や中学校、高校などで授業の一環として取り入れられる哲学対話のひとつの形式である。幼稚園・保育園で取り入れられている例もあるようだ。「……のための」という上位者が下位者に与えるような表現を敬遠し、フィロソフィー・ウィズ・チルドレン（「子どもとする哲学」）という名称を採用する者もいる。

　この活動をはじめたのは、アメリカの哲学者マシュー・リップマンで、1969 年に『ハリー・ストットルマイヤーの発見』という教材用の小説を執筆、1974 年に「子どものための哲学推進研究所」をモンクレア州立大学に設立するなど、対話を通して子どもたちの推論能力や判断力、自分の衝動や情動への注意、他者をケアする態度などの総合的な思考力を育てる教育を実践していった。教室のなかで子どもたちが身近なテーマをもとに、知力を競い合うのではなく、自分たちで問いを出し合い、自分たちの意見を述べ合い、互いに吟味し合い、ともに考えていくことで成長し合うことを目的としている。こうしたともに考え合うメンバーシップは「探究の共同体」と呼ばれる。探究の共同体を営んでいく過程で、子どもたちは思考スキルを身につけていくだけでなく、民主的な態度も学ぶ。またそれだけでなく暴力行為の減少にもつながるという（リップマン 2014）。

　日本で紹介される p4c のなかでしばしば目にするのはハワイ式の p4c である。ハワイ p4c はハワイ大学のトーマス・ジャクソンにより主導された実践であり、そこで大切にされているのは「safety（信頼に基づく安全・安心）」である。そのためハワイの p4c では、探究の共同体は「Safe Community of Inquiry」というふうに冒頭に Safe の文字がつけられる。これが意味しているのは、探究の共同体において対話をするなかで「身体的にセーフであること（Physically safe）」、「感情的にセーフであること（Emotionally safe）」、

「知的にセーフであること（Intellectually safe）」である。ジャクソンを師と仰ぐ高橋綾はこれを次のように解説している[7]。

> Physically safe：からだは大丈夫か、対話や探究に向かうコンディションであるか、からだの不調やこわばりに気づくことができること
>
> Emotionally safe：きもちは大丈夫か、不安や違和感、焦り、怒りなどを感じていることに気づくことができること（できればそれらを、他の人が受け止められる形で対話のなかで伝えることができるとよい）
>
> Intellectually safe：こころと声は大丈夫か、「こんなことを言ってはばかにされるかも」「私の立場ではこれを言わなければならない」「分からない、私はちがうとは言えない」などのバリアを乗り越え、自分が本当に言いたいことを言えているか

こうしたセーフティの考え方をコミュニティのメンバー全員が意識することで、自分や他の参加者へのケア的な関わりを育みつつ、ともに探究を進めることができるようになる。これはさまざまな出自の人たちが集い住むハワイという環境のなかで生み出された優れた実践である。

　p4c の一般的なやり方としては、メンバーが輪になって座り、いっしょに考えたい問いをいくつか出し、そのなかからひとつを選んで対話を行っていくというものである。対話で出た問いやアイデアはホワイトボードなどに書き出され、いつでも参照できるようにされる。

　私が経験したことのある p4c は、高橋綾とほんまなほが進行役を務めるハワイ式で、まずフィロソファー・ネームというその場で呼ばれたい名前を名札に書き、次いで順番に自己紹介と簡単な質問に答えながら毛糸を棒に巻いていき、自己紹介が一巡したところで毛糸を巻いたものからボールを作る。

7）大阪大学 CO デザインセンターで 2017 年に行われた授業「対話術 A（哲学対話入門）」で配布された資料による。この資料によれば、安全・安心について Safety と Security が区別される。前者はオープンマインドや自他への信頼に基づくものと説明され、後者は自己防衛や空気を読むことと説明される。前者が「自他への信頼に基づく安心・安全」とまとめられるならば、後者は「自他への不信や警戒に基づく防衛的な安全・安心」と捉えられるだろう。セキュリティー・モードではよい対話が行えないという考えがある。

そのボールはコミュニティ・ボールと呼ばれ、この共同体の共同制作物として一種のシンボルとなる。このボールは、それを持っている人が話をできることになっていて、持っていない人は話を聴くようにする。これにはメンバー間でのクロストークが生じないようにする効果がある。ボールは、今持っている人が次に話したいと手を挙げた人に、その人のフィロソファー・ネームを呼びながらパスをすることで移動していく。その移動が対話を目に見えるようにする効果もある。(高橋・本間 2018)

　p4c は教育という観点から生み出された哲学対話であり、多くの教材が開発されている。その活動は北アメリカからはじまり、南アメリカやヨーロッパ、中東、アジアへと広がっている。日本での公教育への導入はまだ非常に少なく、実験的な段階のようである。それでも教材の翻訳が進められており[8]、また NHK では「Q〜こどものための哲学」という小学生向けの番組が現在制作・放送されている。

3.3　ソクラティック・ダイアローグ

　ネオ・ソクラティック・ダイアローグと呼ばれることもある。ソクラティック・ダイアローグは対話の進め方がきっちりと構築されている実践である。まず参加者全員でいっしょに考えていきたい問いをできるだけシンプルな形で作る。この問いはどれだけ抽象的なものでもよいが、その問いについて参加者全員が経験したことを語れなければならない（たとえば「自分を信じるとはどういうことか？」という問いを立てるなら、参加者各人が自分のことを信じることができた経験を持っている必要がある）。次にこの問いに肯定的に答える具体例（エピソード）を参加者で挙げていく。出てきた具体例のなかからひとつを選択し、その具体例を詳細に紙やホワイトボードなどに記述していく。続いて記述された具体例を吟味していく。具体例のなかから問いに答えるために重要となる箇所を探し、なぜその箇所が重要なのかを参加

---

8) たとえばオスカー・ブルニフィエの「こども哲学」シリーズ（朝日出版社）や、同じ著者の「はじめての哲学」シリーズ（世界文化社）、シャロン・ケイとポール・トムソンの『中学生からの対話する哲学教室』（玉川大学出版部、2012）、リヒテルズ・直子の『てつがくおしゃべりカード』（ほんの木、2017）などがある。

者で考えていく。最後に問いに対する答えを作る。この過程全体を3日から5日かけて行う。私は一度だけ簡易版に参加したことがあるが、時間がかかる上に型にはめられる感があるので非常にしんどい。また、具体例のどこの箇所を重視するのかで参加者で見解が分かれ対立することもあるので緊張感や苛立ちが生まれる。しかし、答えを作るためには参加者間で合意を作っていかねばならず、そのために参加者が自分の重視する点についてその理由を相手が納得するように丁寧に話し、互いに聴き合うという過程が生じる。それがうまくいけば参加者は議論が深まっていく感覚が得られるだろう。

　ソクラティック・ダイアローグは、ドイツの哲学者レオナルト・ネルゾンが1920-30年代に哲学の知識がなくても哲学ができるようにと開発した「ソクラテス的方法」という教育法を、ネルゾンの弟子にあたるグスタフ・ヘッグマンという教育学者が1970-80年代に現在のような形に作り直したものである。ドイツだけでなく、イギリスやオランダにも広がり、オランダではビジネスパーソンへのワークショップとして成功したといわれる。日本国内で経験できる機会は残念なことにまだあまりないように思われる。(堀江 2017)

4 哲学カウンセリング

　哲学カウンセリングは、ゲルト・アーヘンバッハが1981年にドイツのケルン郊外に自身のカウンセリング・センターを開設したことからはじまったとされている。この実践は心理カウンセリングに近く、セラピー的な側面が強調される。しかし、少なくとも医療行為ではないため、哲学の観点から為される人生相談という表現が適切かもしれない。だが精神障害の治療を公式に行わないからといって心理カウンセリングに劣るわけではなく、むしろ精神障害に限らない多様な苦悩、心理カウンセリングでは対象にならない「人生の問題」を扱うことが可能となっている（古代、哲学は「魂の治療」だと考えられていた）。

　哲学カウンセリングはアーヘンバッハによって「哲学プラクティス」とも呼ばれ、1982年に国際哲学プラクティス学会が設立されており、狭い意味での哲学カウンセリングだけでなくさまざまな哲学の実践活動についての国際

的な交流が生み出されている。2012 年には韓国でアジアではじめての国際会議も開かれている。アメリカでは「アメリカ哲学プラクティショナー協会」が設立されており、そのウェブサイトではプラクティショナーのオフィスの住所や連絡先を州ごとにまとめて紹介している[9]。また、韓国では「人文治療学（Humanities Therapy）」という実践が開発され、江原大学校でいくつかの学科が共同して授業提供するかたちでカリキュラム化されており、受講者は修士号と博士号の学位を取ることができるようだ（Rhee 2013）。日本ではセラピー的な側面を積極的に押し出す哲学カウンセリングのプラクティショナーはまだいないと思われる。また資格化についても具体的な動きはない（日本哲学プラクティス学会のなかで資格化についての議論が出たが賛否両論あり、公式な見解を出すまでには至っていない）。

　カウンセリングのやり方やその背景となる考え方は、プラクティショナー各人によってさまざまであるようだ[10]。その多様さは、たとえばピーター・B・ラービの『哲学カウンセリング——理論と実践』（ラービ 2006）の第 2 章においてまとめられているので、詳しくはそちらを参照してほしい。ここでは「アメリカ哲学プラクティショナー協会」の初代会長であるルー・マリノフの著書『プロザックではなくプラトンを！』（邦題：『考える力をつける哲学の本』）（Marinoff 2000）からそのやり方を簡単に紹介しておこう。まず彼のもとにクライアントが訪れる。そのクライアントの話を聴くなかで、マリノフはその人の考え方や直面している問題に合った哲学者（の著作）を処方する。クライアントはその著作を読み、それに対する考えをマリノフと対話しながら深めていく。その過程を通してクライアントは今抱えている問題だけでなく、将来に起こりうるどんなことにでもオープンマインドで対応できるような思考の習慣を獲得することへと向かう。マリノフの役割はその道程に寄り添い援助することである。また、マリノフは PEACE プロセスという方法を採用している。これは哲学的な考え方を獲得するための 5 段階を示し

9）公式 HP：https://appa.edu/（最終アクセス：2021 年 12 月 13 日）
10）その一例として哲学カウンセリングの体験記（水谷 2018）を参照。また哲学カウンセリングにはセラピー的な側面を意図していないものもある。この場合、日本語では「哲学相談」と表記されることがある。

たもので、それぞれ次のようなものである。

> Problem：問題を特定する
> Emotion：問題によって引き起こされた感情に向き合う
> Analysis：問題解決のための選択肢を挙げていき、その価値を見極め、
> 　理想的な解決策を探す
> Contemplation：問題、感情、解決策を一歩引いて全体的に見渡し、そ
> 　れに対する考え方をひとつに統合する（自分の置かれている状況に対
> 　する哲学的な見方を確立する）
> Equilibrium：精神の平静に至る

　これはあくまでマリノフの方法だが、「クライアントが精神の平静に至ること」は哲学カウンセリングで一般的に共有されている目的のようである。これはクライアントの症状を和らげたり、あえて自分の心の傷に向き合ったりすることを主な目的とする精神療法や心理カウンセリングとは異なる点である。

5　哲学対話とオープンダイアローグの学び合い

　哲学対話は以上のように多種多様な実践を含んでいる。これらとオープンダイアローグを比較することで何を見出すことができるだろうか。比較を通して哲学対話とオープンダイアローグの間で学び合える事柄を探っていこう。

5.1　時　期
　哲学対話とオープンダイアローグの共通点は、対話に重点を置くということだけでなく、そのはじまりの時期である。時期に関してまとめれば、p4cとソクラティック・ダイアローグが1970年代にはじまり、哲学カウンセリングが1981年、哲学カフェが1992年であり、オープンダイアローグのはじまりは1980年代、その源流のひとつであるリフレクティング・プロセスの開発が1970年代となっている。こうした時期の重なりにどのような歴史的・

地理的な意味があるのか、なぜこの時期に対話への関心が高まったのかはわからないが、「対話」についての世界的な動きを感じずにはいられない[11]。

5.2　体　制

　哲学対話とオープンダイアローグで根本的に異なるのはその背景にある体制である。オープンダイアローグは医療体制のなかで組み立てられた治療実践である。オープンダイアローグには七つの原則と呼ばれるものがあるが、これらはまさしく医療体制のなかの実践としてクライアントにどのような対応をするのかという観点から見出されたものである。それに対して哲学対話は医療体制のなかで組み立てられたものではない。そのためクライアントのクライシスという発想がなく、連絡があってから24時間以内の「即時対応」、クライアントのニーズに合わせた「柔軟性と機動性」、クライアントが含まれている「社会的ネットワークの視点を持つこと」といった実践が難しい（その他の原則については発想として共有できていると考える）。

　しかし、「社会的ネットワークの視点を持つこと」という観点は哲学対話にとって非常に有益であると考えられる。というのは、まず哲学カウンセリングの多くが精神療法の対面式カウンセリングをモデルとしており、そのなかで問題解決やクライアントのエンパワメントに努めようとしていて、社会的ネットワークを見るという発想に乏しい。オープンダイアローグの革新のひとつは、介入によってクライアント個人に変化を強いなくとも、対話を通して社会的ネットワークが変化していくなかでクライアントがそこで生きていけるようになることに気づいた点にある（野口 2018）。こうした発想は哲学カウンセリングでも十分に活かせるものだと考えられる。また学校で行われる p4c ではクラスのメンバーがすでにひとつの、あるいは複数の社会的ネットワークであるといえる。同調圧力が強く、いじめやスクールカーストなどの問題をはらむ日本の学校のクラス内での対話を行う上で社会的ネット

---

11) ちなみに対話を主題とした哲学者マルティン・ブーバーとクライアント中心療法を創始し「傾聴」を重視した精神療法家カール・ロジャースが文字通り対話したのが 1957 年、フランコ・バザーリアがイタリアの精神病院で収容患者らと「アッセンブレア」と呼ばれるミーティングをはじめたのが 1960 年代、物理学者のデヴィッド・ボームが対話について重要な発表をはじめたのが 1970 年代である。

ワークへのケア的な視点を持っておくことは非常に有益だろう。

　他方で哲学対話は医療体制外で活動していて、概念や信念、価値、論理的推論、批判的思考などを扱う点で教育的な側面が強い。p4c のようにはっきりと教育体制のなかに組み込まれているものもあれば、一部の哲学カウンセリングのようにクライアントへの哲学教育をその実践のうちに含むものもある。これにはオープンダイアローグでは出てこないいくつかの利点がある。

　ひとつは、哲学カウンセリングが医療体制の外にあるため、そのクライアントが精神障害・精神医療につきまとうスティグマを避けることができるというものである（Raabe 2014: 205）。要するに精神病院やクリニックに通うことと哲学カウンセリングのオフィスに通うことでは向けられる社会的なまなざしが異なるということである。

　次の利点は、哲学カウンセリング（とりわけその過程のなかに哲学教育を含むもの）では、クライアントはカウンセリングを通してプラクティショナーと同じ「哲学者」となるようトレーニングされるということである[12]。そのことで現在抱えている問題だけでなく、未来に起こるかもしれない問題にもオープンマインドで対応できるような思考のよき習慣を身につけるとされる。オープンダイアローグではセラピストとクライアントがきっちりと分かれており、そのセラピーが終了してもクライアントがセラピストになれるわけではない。

　第三の利点は予防に関わることである。オープンダイアローグの特徴のひとつは即時対応であるが、これは裏を返せば精神障害に関わるクライシスが起こらなければオープンダイアローグははじまらないということである。それに対して哲学カウンセリングは医療体制のなかにはないので、クライアント本人が生きづらさや苦悩（これらは精神障害に関わりがある必要はない）を訴えて来れば対話の場と機会を提供することができる。その点で問題が大きくなる前に対応することが可能である[13]。また p4c のように公教育のなか

12）哲学カウンセリングに限らず哲学対話全般において、参加者はプラクティショナーと同じ「哲学者」だと見なされる。精神療法においてはセラピストとクライアントの非対称性を乗り越えて対等性を確保することは難しいが、哲学対話ではその場にいる全員が「哲学者」となることで対等性を確保しようと努める。とはいえ、現実問題として進行役に権威が生じてしまうのは避けがたく、進行役はその振る舞いや発言に自覚的であることが求められる。

でカリキュラムとして組み込まれた対話のプログラムがあれば、幼い段階から対話の場を築き社会的ネットワークをケアすることが可能となり、精神の病いへと追い詰められていく可能性のある人生の問題への予防的な対応ができるかもしれない。

5.3　対話の思想

　オープンダイアローグは対話実践のための 12 の基本要素を定めているが、医療体制に固有の部分を除けば「答えのない不確かな状況に耐える」など哲学対話でも共有されているものが多い。そのなかで哲学対話ではあまり耳にすることがなく、学んで取り入れたい考え方に「内的（垂直的）ポリフォニー」がある。オープンダイアローグには、その場にいる参加者たちの多様な声を尊重するという意味での「外的（水平的）ポリフォニー」という考え方と、参加者個人の内にある多様でときには矛盾する思いを言葉にして発するという意味での「内的（垂直的）ポリフォニー」という考え方がある（Seikkula & Arnkil 2014）。この二つのポリフォニーへの関心があってこそ社会的ネットワークへのケアが可能となると考える。そのため哲学対話では内的ポリフォニーへの関心を高めることで、社会的ネットワークへの視点をよりよく獲得できるのではないかと考える。

　またオープンダイアローグで使われている「リフレクティング」という手法も哲学対話ではなじみがない。もともと哲学対話では進行役を二名以上でやることは少ないため、リフレクティングのような対話についての対話を行えるような形態になっていない。しかし、リフレクティングは参加者たちが何をめぐって話をしていたか、対話はどのような様子だったか、参加者の発言はどんな印象を与えるものだったかなど、対話の姿形や方向性、雰囲気を参加者たちに気づかせてくれる効果があり、その結果として対話が落ち着き、

13）ラービによれば、哲学カウンセリングのクライアントのなかには精神障害と診断されて薬物治療を続けているが、そのことでその人を苦しめる人生の問題そのものが解決するわけではない人々がいる。そうしたクライアントはプラクティショナーとともにその問題や自身の人生について納得のいくまで吟味することができる。ここに医療の問題と人生の問題の違いが現れてきてもいる。哲学カウンセリングによる予防に関しては Raabe（2014）のなかに一章が割かれている。

より深まるきっかけを与えてくれる手法である。これは哲学対話においても有効に機能するのではないだろうか。それだけでなく、リフレクティングをうまく行うためには相手の話をよく聴き、場をよく眺める力が必要であり、ケア的な視点を身につけるよいトレーニングにもなるだろう。ただし進行役の権威性が強まってしまうリスクも高まるので注意が必要である。

　では逆にオープンダイアローグは哲学対話から何を学ぶことができるのだろうか。オープンダイアローグは対話を通して参加者それぞれの声や物語を聴き、感情のやりとりをし、参加者たちと共有言語を作っていき、そして彼らの社会的ネットワークを住みよいものにしていくことで、その副産物としてクライアントに治癒がもたらされるという（斎藤 2015）。一方で哲学対話は対話を通じた知的で情動的な「探究」を重視する。この探究という側面はオープンダイアローグでは前面に出てこない考え方である。たとえば哲学対話でも参加者の物語を聴くことはあるが、そこからその物語を成立させている「前提」へと探究を進めていくことがある。その前提は語り手には普段意識されることのないものである。その前提を言語化あるいは意識化し、それが誤った奇妙なものではないか、不合理なものではないかをプラクティショナーと参加者で吟味していく。もしそこで前提が奇妙であったり不合理であったりすれば、対話しながらその前提を適切な形へと丁寧に整えていく。するとそれと連動して物語が書き直され、そしてその結果として参加者とその人が生きる世界との関係が変化し、参加者の苦悩や生きづらさが軽減されるということが起こるかもしれない。このような「物語の成立を支える語り手の前提を探究して吟味する」という側面をオープンダイアローグに組み込むことは考えられないだろうか。

　また、物語の前提を吟味するということはその語り手の世界観を揺るがせる危険な行為でもあるので、安全・安心な場で為される必要がある。もちろん対話における安全・安心はオープンダイアローグでも大切にされる要素であるが、ハワイ p4c のセーフティ（信頼に基づく安全・安心）についての考え方ほどに自覚されているようには思えない。ハワイ p4c の「身体的にセーフであること」、「感情的にセーフであること」、「知的にセーフであること」といった観点をその実践に合う形でオープンダイアローグに導入することは、

対話の実践を向上させる点で意味があるだろう。

6　おわりに

　以上で哲学対話とオープンダイアローグについての比較を終えたい。哲学
対話のヴァリエーションの豊富さや、オープンダイアローグと哲学対話の背
景にある体制の違いによって精密な比較が難しいところもあったが、最低限
の論点は提供できたのではないかと考える。このような比較は「結局どちら
の実践が優れているのか」という議論にしばしば行きがちだが、私としては、
それぞれの体制の違いによって双方にできること／できないことがあるかぎ
り、困難に直面している人々にとって有益であるためには、体制を超えた形
で相補的な関係を築けるような状況になることが望ましいと考える。

　本稿に続く展開としては、精神療法に親和性の高い哲学カウンセリングに
絞ってオープンダイアローグとのより精密な比較を、具体的な事例を挙げる
などしながら、実践的な観点から行うことが考えられる。そのときにケアと
いう観点や、最近関心を集めているリカバリーの観点からも考えてみること
はおもしろいだろう。とはいえ、日本では哲学カウンセリングもオープンダ
イアローグもまだ広く実装に至っているとは言い難いため、現状では文献的
な話に終止してしまいやすい。そのため、まずはそれぞれの実践がこの地に
根付くよう直接的にも間接的にも努めていきたい。

文　献

カフェフィロ編（2014）『哲学カフェのつくりかた』大阪大学出版会

堀江剛（2017）『ソクラティク・ダイアローグ――対話の哲学に向けて』大阪大
　学出版会

リップマン、マシュー（2014）『探求の共同体――考えるための教室』河野哲也
　／土屋陽介／村瀬智之監訳、玉川大学出版部

Marinoff, L. (2000) *Plato not Prozac!: Applying Eternal Wisdom to Everyday
　Problems.* Harper Perennial.（ルー・マリノフ（2002）『考える力をつける哲
　学の本』渡部昇一訳、三笠書房）

水谷みつる（2018）「哲学カウンセリング・トレーニング体験記——V・チェルネンコ氏と同僚たちとの1年7か月を振り返って」『みんなで考えよう』創刊号、165-182頁 http://philosophicalpractice.jp/wp-content/uploads/2018/09/15.pdf（最終アクセス：2021年12月13日）

野口裕二（2018）『ナラティブと共同体——自助グループ・当事者研究・オープンダイアローグ』青土社

Olson, M., Seikkula, J., & Ziedonis, D. (2014) The Key Elements of Dialogic Practice in Open Dialogue. University of Massachusetts Medical School. https://www.umassmed.edu/globalassets/psychiatry/open-dialogue/keyelementsv1.109022014.pdf（マリー・オルソン／ヤーコ・セイックラ／ドゥグラス・ジエドニス（2015）「オープンダイアローグにおける対話実践の基本要素」山森裕毅・篠塚友香子訳 https://www.umassmed.edu/globalassets/psychiatry/open-dialogue/japanese-translation.pdf）（最終アクセス：2021年12月13日）

ラービ、ピーター・B（2006）『哲学カウンセリング——理論と実践』加藤恒男／岸本晴雄／松田博幸／水野義信訳、法政大学出版局

Raabe, P. B. (2014) *Philosophy's Role in Counseling and Psychotherapy*. Jason Aronson.

Rhee, Y. E. (2013) Graduate Program of Humanities Therapy. *Journal of Humanities Therapy* 4: 155-163. https://www.kci.go.kr/kciportal/ci/sereArticleSearch/ciSereArtiView.kci?sereArticleSearchBean.artiId=ART002254403（最終アクセス：2021年12月13日）

斎藤環著・訳（2015）『オープンダイアローグとは何か』医学書院

Seikkula, J., & Arnkil, T. E. (2014) *Open Dialogues and Anticipations: Respecting Otherness in the Present Moment*. National Institute for Health and Welfare.（ヤーコ・セイックラ／トム・アーンキル（2019）『開かれた対話と未来——今この瞬間に他者を思いやる』斎藤環監訳、医学書院）

高橋綾／本間直樹（2018）『こどものてつがく——ケアと幸せのための対話』大阪大学出版会

10　ダイアローグの空間
　　──哲学カフェ、討議、オープンダイアローグ

五十嵐沙千子

1　哲学のカフェ

　1992 年のある日曜日、パリの街角のごく普通のカフェで、コーヒーを飲んでいた客たちが哲学者（マルク・ソーテ）を交えて会話を始めた。愛について、人生について、おそらく彼らはいろんなことを話したのだろう。その「会話」が楽しいというのでだんだんカフェに来る人数が増えた。最後にはマイクを使わないと全員で話せないほどだったという。哲学者が話すのではない。哲学者と話すのである。講義ではない、参加者が考えるのである。

　自然発生的に始まったこの「哲学カフェ」は世界に飛び火し、今は日本でもいろんなところで開かれるようになった。それだけ哲学カフェが必要とされているということだろう。なぜか。

　一言で言えば、ひとが本音で話せる場所がないからである。

　生きていればいろいろ考えることはある。難しい問題にぶつかることもある。納得できないことも多いだろう。だがその問題を、私たちは普通、表立って議論することはない。話した後の人間関係やさまざまな影響を考えると「敢えて言挙げ」するのは怖い。「変」に思われるのも困る。社会や職場だけではない、家族や友人の間でさえも、お互いの立場やいろんなことを忖度し、問題を呑み込んで生きているのが私たちの日常である。しかしそうしているとひとはだんだん沈んでいく。やはり本当は納得していないからである。そうしたひとたちにとって哲学カフェはまさに、本音で話せる場所、どんなこ

149

とでも話し、あくまで自分自身の本当の納得を求めることができる、ほとんど唯一の「安全な」場所なのである。

　哲学カフェの輪郭をもう少しはっきりさせるために、やはり最近流行っている「哲学対話」と比較してみよう。まずは共通点から。

　哲学カフェと哲学対話は、それが「哲学の対話」の場所であるという点において同じである。それまで言えなかったこと、黙ってスルーしてきたこと、通常の社会なら拒否されるはずの「非常識」な疑問もここでは当然のように聞いてもらえる。しかもその疑問を相手は一緒に考えてくれる。「そもそも常識を疑うのが哲学」だからである。といっても話して結論が出ることはまずない。むしろ真剣に話せば話すほどいろんなひとからいろんな意見が出てくるのが哲学カフェや哲学対話の日常である。だがまさに、「変なこと」を言ってもよいということ、そしていろんな意見があることを目の当たりにすることこそが哲学カフェや哲学対話の「効能」なのだ。いろんなひとはいろんなことを考えているものである。そして同じように誰でもみんな自分の真理が正しいと思っている。それに気づけば自分の真理の「絶対性」を疑う契機にもなる。哲学カフェや哲学対話で起きるのは「意見の乱立」の中でのこの真理の絶対性の挫折（少なくとも後退）である。自分が従ってきた「真理」が通用しない他人がいることを知ると最初は戸惑いもし怒りもするが、しかし話していくうちに、今まで信じて疑いもしなかった「真理」が相対的なものでしかなかったと気づくとひとは変わる。単なるその「思い込み」に自分がいかにがんじがらめに縛られていたのか、そこに思い至ってひとは明るくなるのである。

　こうした解放あるいは脱出こそ哲学の本来の目的であり、この「無知の知」を説いたソクラテスが対話で人々を解放した歴史こそ哲学の出発点だとすれば、哲学カフェも哲学対話も、他者と対話して自分自身の暗黙の前提を明るみに出し、それをあらためて問いに附し、議論を通してその前提＝自分の「思い込み」という古い鎖を脱ぎ捨てていく場所、対話によって解放の契機を提供するというソクラテスの本流を受け継ごうとするものである。

違うのは、その「空間」性である。

例えば、「哲学対話」は学校でも取り入れやすく、実際、いろんな学校で（多くは「倫理」の授業の一環として）取り入れられている。だが「哲学カフェ」を学校が取り入れるのは難しい。それは、哲学カフェが「カフェ」だからである。「カフェ」というのは実は強い規範性を持つ空間なのであり、その空間の規範が「学校」空間の規範とぶつかるのだ。

言うまでもないことだが学校空間には正解がある。教師と生徒という区別も、授業に伴うさまざまな規範も、その規範を命じる者／従う者の権力関係も、「知」を与える者／与えられる者の区別も、教師からの「評価」も存在する。なによりも学校において、生徒は「望ましい主体」へと形成される身体である。哲学対話は他のアクティブラーニングや対話型授業と同様、この「学校」という空間を維持したまま、学校での「特定の授業」のコンテンツとしても行われうるのである。それは多くの場合、生徒のコミュニケーション能力や主体的思考力といったリテラシーを「育成する」有効なツールとして期待されてさえいる。

しかし哲学カフェではそうはいかない。「カフェ」は完全にフラットな公共空間だからである。例えば街のカフェには誰でも入れる。そこに序列はない。中心も周縁もない。属性による制限の壁も、立場・職業・年齢や性別、地位の上下といった文脈もカフェには持ち込まれない。カフェは世間で常に私たちが無条件に従っている権力というものが排除されている空間、脱中心化された場所である。そこはさまざまな文脈・さまざまな規範が宙吊りにされた空間、言ってみればあらゆる場がそれぞれの意味とそれに伴う権力で埋め尽くされた（occupied）この世間の中にポッカリ空いた（free）空き地なのだ。この誰のものでもない空き地に、不特定の人々が、ただ自分の欲求によって勝手気ままにフラットに、空いた席に座って自分の時間を好きなように過ごす、カフェとはそういう場所である。そしてこの場所で、いつでも世界に従属してきた身体（occupied されてきた身体）は、役割と名前と背景をどこかに置いて、free な身体をひととき取り戻すのである。

空き地であるということ、誰にでもすべてのひとに開かれている広場であるということ、脱中心化された場所であり、すべての私たちが（を）脱中心

化する場所であるということ。これがカフェという空間の規範、カフェという規範である。

　哲学カフェは、脱中心化を規範とするこのカフェの空間を立ち上げてしまうのである。

　それでは実際の哲学カフェの風景を見てみよう。筆者が関わっている哲学カフェである[1]。

　人数は数人から200人。参加者が集まってきたら、まず全員が丸く車座に座って「チェックイン」、これからこの場を共有していく全員が、ここで呼ばれたい自分のニックネームと今の「気持ち」を全員に伝える。このチェックインが終わり次第、早速その場で「話したいテーマ」を募る。テーマに制限はない。5つ6つのテーマが出てきたところで、どのテーマを話したいか自分で決めて全員が席を立ち、テーマごとにグループを作って椅子を近づける。グループごとの人数調整は一切しない。またメンバーは途中で自由にグループ（テーマ）を移ってよい。

　最初は、それぞれのグループでメンバーが「なぜこのグループに来たか」「自分はこのテーマで何を話したいか」から話す。ファシリテーターはグループを回ってそこで議論がうまく沸騰していればそれに任せ、まだ対話が起きていない場合はその議論の中の対立点（多くは「そう思うか、それともそう思わないか」などシンプルな二元論になるような対立点）を可視化し、全員が対立的に議論できるよう整えていく。

　じゅうぶん話したら、次に異なるテーマ間の議論を共有する。自グループの議論の説明役（ホスト）と他グループの議論を聞きに回る人（ゲスト）に分かれ、ゲストが自グループを離れて他グループを巡り、最終的にはすべてのテーマの議論を場の全員が共有する。

　さらに、それら全く異なるテーマに通底する「一つの」問題を全員で探し

---

[1]　筑波大学哲学カフェ「ソクラテス・サンバ・カフェ」は、茗荷谷の筑波大学東京キャンパスで毎月第4日曜日に開催されている。参加費は無料、申し込みは不要。ファシリテーターは1〜3人。毎月の告知はホームページ（http://tetsugaku-cafe.com/）およびFacebook（https://www.facebook.com/sokratessambacafe）を参照していただきたい。

ていく。自分のテーマだけに拘泥していては見えない隠れた問題を、遠近法を変えてみんなで発見していくのである。ファシリテーターは議論が固着してしまわないように場を動かしながら、絶えず対立点に光を当て、時には自ら対立軸を立て、新しい問いの火種を掻き立てていく。

　時間が来たら、参加者全員で「チェックアウト」を行う。ファシリテーターを含む全員が再び最初の車座に戻って一つの円を整え、今の自分の「感情」（「意見」ではなく）を、カフェの参加者全員に伝えて場を閉じるのである。

　この全体、約3時間が私たちの通常の哲学カフェの時間である[2]。

　マルク・ソーテの哲学カフェが、実際のカフェのテーブルを共にした客たちの間で自然発生的に起きた対話だったとすると、私たちの哲学カフェはかなり違ったものに見えるかもしれない。ソーテのカフェも規模こそ最終的にはマイクで話さなければならないほどの大人数になったのだが、それでも「参加者が囲む仮想の「テーブル」が巨大になった」という想定で、哲学者であるソーテが中心にいてマイクで参加者との対話を行っていた。「一つの中心」はまだ保たれていたのである。今でも多くの哲学カフェ・哲学対話では、哲学者ではないにせよ場を整理する「ファシリテーター」が「前」にいて、参加者が「一つの円（車座）」に座り、発言したい人が挙手して順番に発言していく（ファシリテーターが指名する、あるいはトーキングオブジェクトを使う）場合が多い。こうした場で常に使われる「円」形の「車座」は、全員がフラットであるという規範を可視化し提示するものであり、ファシリテーターを置くのは、声の大きい（あるいは専門的知識を持っている）「強い参加者」に発言が集中することを避け、なるべく多くの人に平等な発言の機会を与える方策である。

　だが、それにもかかわらず実際には円形での着座は参加者に緊張を与える。

---

[2] もちろん哲学カフェに決まった形があるわけではない。また実際には、「哲学カフェ」と「哲学対話」という「名前」がはっきり区別されて使用されているわけでもない。存在するのは「哲学という対話」を実現しようとするさまざまな取組である。筆者の関わる筑波大学哲学カフェもその一つとして、ほぼ10年300回以上「哲学という対話を実現しようとしてやっているうちに自然とこういう形になった」のだと考えていただきたい。

円は中心を持つからである。「全員」が見ている、「全員」が聞いていると思うと、「正しい」かどうかわからない自分の意見を話す心理的ハードルは高まる。自分の意見が「全員」に評価されると思うからである。この場では「円形」は集団監視システムとして働いてしまう。知らないうちに円のアフォーダンスが空間を一つの中心に向けて整地するのだ。こうして、放っておくとどうしても円形の場は「小さい声」ではなく「中心」に、つまり「強い意見」「正しい意見」「承認される適切な見解」に支配されてしまう。全員に受け入れられる正しい「中心」と、受け入れられない「周縁」が生まれ、参加者が自らこの「周縁」を抑圧してしまうのだ。だから一般の哲学カフェや哲学対話では、なるべく小さい声に安心を与えるために、参加者の心得としての「グラウンドルール」（対話の場の「約束」）を設定することが多い。例えば「否定的に聞かない」「話を最後まで聞く」など。

　しかし、そもそも街のカフェはもっと雑然とした、複数の声が重なり混じり合いながら飛び交い、確固とした「意見」ではなくボンヤリした「感じ」や「不安」や「怒り」が表出される、「真理」が棚上げされた場所のはずである。カフェで権利を持つのは「正しさ」や「主体」ではなく、この「感じ」や無責任なおしゃべりや息遣いや違和感、あるいは沈黙によってできあがった、「誰のものとも区画できないざわめき」なのである。そして、ルールのないこの街のカフェで私たちはいつも安心して話しているのだ。そこには「中心」がない。「正しさ」もない。そして「主体」がないからである。

　私たちのカフェが一つの円から小さい複数の円へ、大きい車座から[3]息遣いもわかるような複数の小さなグループへ、時には立ち話へと空間を動かすのも、一つの空間・一つの円の中で絶えず「強い声」が持ち込まれようとする一つの「正解」という中心を常に骨折させながら、そこここでそのつどプクプクと浮き上がってくる無数の小さい違和感・隠された対立を可視化し、あくまでその対立から声と声の交差を「開始する」ためであり、同時にその

---

3) 私たちの哲学カフェでは、主にチェックイン・アウトの時にのみ車座を使う。ここでの車座は、「意見」ではなく「正誤」と関わりのない「気持ち・感情」のみを伝えるものであり、もっと言えば「自分の声・自分の感情を全員の場に出す」こと、それを聞いて「感情を持つ互いの存在を受け入れる／受け入れてもらえる場であることを確認する」ことが目的である。

声と「主体」とを切り離すためである。声は「意見」ではない。しかも意見はその主体のものではない。意見は主体から発せられるが、その主体のものではなく、むしろその主体を占有するもの／占有してきたものの声である。世界に受け入れられるために主体は一つの「正しい意見」、一つのモノローグに自分の声を占有させてきたのだ。だとすれば車座の中で「全体に」対して発表される意見、すなわち「誰にも」向けられていない大きな声は「誰の」声でもない。それは「彼の」声ではなく、彼が求められる「正しい主体」であることの表明でしかない。いつでも彼は自分自身の小さい声を彼自身の中に沈黙させてきたのである。その声が、哲学カフェの中で一斉に立ち上がる誰のものでもないざわめきに打たれるのだ。これまで周縁化され、正しさと適切さの下で沈黙してきた声たちのざわめきに、「主体」の底で沈黙してきた彼自身のざわめきが共鳴するからである。ここに存在するのは複数の主体ではない。立ち上がるのは無数のざわめきである。哲学カフェの場に充満するざわめきは、主体たちが中心化しようとする中で自ら押し殺してきた内的な声たち・内的な違和たちのざわめきである。もはや主体は一つの固定した主体ではない。彼である同 一 性から放たれた彼は種々雑多に流れ込み、立ち上がり、また流れ出すざわめきの場所である。

こうして哲学のカフェ／哲学というカフェはカオスである。

哲学カフェの仕事は、主体からのこの解放、この非 – 主体的なざわめきの解き放ちである。

中心を持たないカフェで、私たちは同一性を脱した非 – 主体＝私自身である。

2　アジールと日常世界における討議

こう見てくると、哲学カフェ・哲学対話の背景がわかる。

まず第一にひとは声を失っているということ。ひとが発するのはその場に合わせた「適切で正しい」台詞、適切な声音である。いつでも彼は場にふさわしい振る舞い＝「儀礼」の中に自分を封じ込めている。そしてこの世界はどこに行っても「場」で満ちている／世界は「場」で構成されているのだ。

「教室」「電車」といった場所的な空間はもちろん、「授業時間／休憩時間」というように時間で区切られた空間も「場」なのである。これらの場はすべてそれぞれの意味を持つ。そしてそれぞれの規範を持つ。どの場も彼にその場での「正しい」あり方を命令しており、どの場にいっても彼はそのつど「正しい」彼でなければならないのである。その場の規範に合わせなければ排除される。根本からひとはそう怖れている。ハイデガーは人間を「場の存在」（Da-sein[4]）と呼んだが、まさに「大人」は完成された「場の存在」である。だが完成された「場の存在」であるということは、自分の本音や自分の感情を捨てることを前提に生きてしまっているということ、「適切なあり方」の中に自分自身を投げ捨てているということである。ここに彼の苦しみが存在する。「正しいあり方」はすでに常に彼に先立って外在的に決まっており、したがって彼にとって絶対的である。そこから逃れること、それを疑うことは「未熟」か「病気」、または「異常」である。それは日常の現実の世界では許されないのだ。

　哲学カフェや哲学対話の第一の効能が、この疑いを口にしても排除せず聞いてくれること、そして実は社会にはいろんな「正しさ」があり、いろんな「正しさ」を持っていてよいのだと知ることにあることはすでに述べた。つまり哲学カフェや哲学対話は「正しさ」の身分の切り下げ＝相対化をその効能の第一のものとして持つのだ。それだけでもひとはかなり解放される。実際の社会では変わらず一つの「正しさ」があるかもしれない、そしてひとはやはりそれに同一化しなければならないのかもしれない。しかし少なくとも哲学カフェや哲学対話ではひとは本音を出してよいし「正しさ」を疑うこともできる。そうすることが許された空間、日常の世界とは別のアジールないしヘテロトピアとして哲学カフェや哲学対話が機能していることは確かだろう。

　しかし哲学カフェがそのカフェという形において求めるのはそれだけではない。カフェはアジールであることを越えていくのである。

---

4) 一般的には「現存在」と訳されている。

アジールないしヘテロトピアは、ひとが日常世界で生きる重荷を下ろす異界として設定されている。どんな場でも絶えず「あるべき」主体として要請され、「あるがままの」自分自身であることができない私たちは、アジールで一息ついてまた重い日常に戻っていく。ガス抜きをしなければ誰もが重荷を耐えていくことはできないだろう。アジールがあるからこそひとは生きていける。こうして日常世界が維持される。だとすればアジールを必要とするのは実は日常世界である。日常世界はアジールを担保として維持されるのだ。だがこの往復、ガス抜きをしながら「正しいあり方」に自分自身を嵌め込み続ける毎日の中でひとは次第に疲弊していく。

　求められる主体として要請され疲弊していくこうした私たちの「人格の傷つきやすさ」を問題にしたのはハーバーマスである。まず彼は言う。「言語能力と行為能力をもつ諸主体は、彼らがそのつど特殊な言語共同体の一員として、相互主観的に共有された生活世界の中へと発展的に入り込むことによってのみ、個体として構成される」（ED 15）。先述の通り、まさに社会化の過程で主体は強力に統合され、それぞれの場の規範を内面化し、日常世界にからめとられる。私たちは社会化されて初めて自己の同一性を獲得できるのだが、同時にこの同一化において自己を疎外するのである。それは自分が所属する日常、自分が所属する共同体によって植民地化された自己を生きるということである。コンフリクトが生じたとしても私にはこの共同体の中で生きることを放棄することはできない。その代わりに私は自らのざわめき、自らの「別の声」を放棄し、自分が「あるがままの者」である可能性を捨ててきたのである。

　私たちはすべて、健康な者であれ病む者であれ等しくこの亀裂を自らの身体において生きている。私たちは常に、共同体の一員として共同体内在的価値を自らの上に体現して生きるか（これは私たちが自らを疎外することを意味する）、さもなければこの共同体の中で生きることを放棄するか（これは私たちが共同体から疎外されることを意味する）、という亀裂の上で「主体化」されているのだ。だとすれば私たちは誰でも、社会の中で生きていくためにまずこのシステムをインストールし、だが同時に、疎外され客体化された自己を回復するためにこのシステムをアン・インストールし続けていかな

ければならない。ハーバーマスはそう考えるのである。

　インストールするコミュニケーションを彼は「倫理的－実存的討議」と呼び、アン・インストールする議論を「道徳的－実践的討議」と呼ぶ。日常世界において私を統合するのは倫理的－実存的討議である。この倫理的－実存的討議においては規範は常に私に先行しており「私が何者であるか」「私が何をなすべきか」という解も私自身に先立って常に与えられている。だが私が自らの共同体に疑問を持ったとき、あるいはもはやその価値に自らを同一化し続けて行くことが困難になったとき、自ら身体化してきたその価値自体を問うこと、あるいはそれに異議を申し立てることが、どんな私にも許されなければならないとハーバーマスは言うのだ。

　ハーバーマスの主張は明瞭である。「誰も道徳的普遍主義の名の下に排除されてはならない」（ED 116、傍点引用者）がそれである。それまで通用していたどんな規範も、それに納得できない者・合意できない者を包摂することはできない。合意できない者の異議は聴かれなければならない。誰もが、つまりそこにいる全員がそのつど本当に心の底から納得（合意）しなければ、規範は正当化できないのだ。そして、あらゆる場、あらゆる共同体のあらゆる規範が、常に、未だ全員の合意を得ていないのである。この「合意」による権力解除によって、ハーバーマスは実質上すべての規範、すべての社会、すべての場を全面的に脱権力化し、問われるべきものとする。

　こうして自らの共同体を問うこと、異議申し立てをする「道徳的－実践的討議」が始まる。だとすればハーバーマスにおいてアジールは不要である。日常世界の外においてではなくまさに日常世界の中で、この日常世界そのものに対する異議が建てられ、受け止められなければならないからである。それは合意できない者の問題なのではなく、無意識に包含され上手く適合してきたすべての者が解放される契機なのだ。合意できない者の異議申し立てから始まる「道徳的－実践的討議」、すなわち対話は、すべての者が「この世界」を踏み越えていくチャンスなのである。

　だからいつでも対話は越境が生起する場所である。そして対話が越境であるとすれば、対話はいつでも共同の、越境への企投である。挙げられた異議申し立てを聴き、それを周縁に追いやらずに一人の人間の生きている声とし

て受け入れ、共に彼の問いを問う者との対話の中で初めてこの踏み越えは生起する。聴く私はいつでも、聴くことによって、私自身の安定を離れ、自分が絶対化してきた中心を共に問い、自分が背負ってきた共同体の現実を、そしてこれまでの私自身を、問う彼と共に踏み越えていくのである。ハーバーマスは、この「共に越えていくわれわれ」という主語にこそ、そのつどのわれわれのローカルな共同体を越えていく「空間的、社会的、時間的に無制限な」(ED 156) 連帯、対話の共同性をみる。そしてハーバーマスはこの「人間の顔を持つすべての人々との連帯」(ED 72) の空間、友とのこの対話の空間をこそ「公共性」と呼ぶのである。

3　連帯するオープンダイアローグ

　私たちはすべて亀裂を生きている。多くは現実と折り合いをつけながら、時にはアジールで息を吐きながら、この社会で生き延びていくために自分の声を殺すという亀裂を私たちは生きている。その亀裂をもはや生き続けることができなくなったとき、あるいはひとは精神の病を発症するのだろうか。そして精神を深く病んだこれらのひとが、OD（オープンダイアローグ）の中で癒えるというのである。

　ここで改めて説明を加える必要もないだろうが、OD とは一見して医療行為には見えない「治療」法である。むしろ OD は通常の医療を反転させるもののようでさえある。「医師 – 患者」の権力関係を解消するかのような上下のない車座の、「医師が話す」のではなく「参加者（治療者・患者・患者の近しい人たち）がみんなで話す」、時には患者の自宅のリビングルームでの、オフィスの話法ではなく患者の日常の話し方に近づけた、答が求められている「問診」ではなく答のない「世間話」のようなおしゃべりが延々と行方も決めないままただ続けられていくのが OD の風景である。ごく簡単に言えば OD とは治療者を含めた「参加者全員の対話」なのだ。OD を牽引してきたセイックラは言う。「危機的状況が突きつける「いま何をなすべきか？」という問いについては、対話そのものが答を出すか、そもそもの問題がなくなってしまうまで、回答は保留されます。……治療者は、問題についていかな

る予断も持たずに、対話そのものが新たなアイディアや物語をもたらすこと
だけを願って対話に参加するのです」(セイックラ／オルソン 2015：94、傍点
引用者)。「医師」が「診断を下す」のではない。対話の中で答が「生まれて
くる」のである。「医師」が「治療する」のではない。対話の中で「癒える」
のである。ここではこのおしゃべり＝対話がすべてを司る。これを「対話主
義」とセイックラは呼ぶ。対話主義の空間において「治療チーム」が行うの
は対話を起こすこと、そしてそれを維持することである。そしてその対話が
重い精神疾患を持つ人々を癒やしていくのである。別の言い方をすれば、患
者は彼自身を取り巻く「対話」の中で病んでいる。病んだ「対話」の中に患
者は棲んでいる。その「対話」に介入し調整することでそこに棲む者の病が
癒える、ということになるだろうか。このことは、なぜ OD が患者だけでな
く患者を取り巻く「ネットワーク」を「治療」の対象にするのかを示してい
る。その「ネットワーク」がまさに病んだ「対話」の網を構成しているから
である。そして、患者・関係者が棲んでいるこの網こそモノローグの空間に
ほかならない。

　しかしこのモノローグ的空間はすべての私たちの生きる世界の原風景であ
る。先述した通り、「場の存在」であるかぎり、いつでも私たちはみんな、
そのつどの場の命令、場というモノローグ的空間に自らを従わせてきたのだ。
私たちに許されるのは、場が指示する既存の「正しい」発話の再生産である。
それは決して、それまでになかった「新しい」発話が生まれ、それが受け入
れられ、さらにその声を聞き入れた者において次の「新しい」発話が生まれ
る、という継起的誕生のダイナミズムではない。そして再生産を強いるこの
モノローグの網の中で、この網に棲み、「別の声」を失ったわれわれである
一人が病を発症してきたのである。

　だとすれば OD の規範は明確である。それはモノローグを対話に開けとい
う命令である。それは場の権力／モノローグを解体すること、「わたしの声」
を受け取り、わたしの誕生を許すということである。そのためにセイックラ
がとる手法は簡潔である。それは「患者であれ誰であれ発言に対して「応
答」を返していくこと」(セイックラ／オルソン 2015：96) である。どんな
「おかしな」話、どんな「外れた」テーマ、誰の「場違いな」発話であって

も、「あらゆる陳述や発言は応答されなければなりません」(Ibid.) とセイックラは言うのだ。

　この「優しい」手法は、だが実は暴力的でもある。「患者であれ誰であれ」どんな「不適切な」話をも受け入れていくことは、その「場」の規範に明確に反するからである。場を維持するために私たちを強く中心化し、場の作法、場の「正しい」モノローグを強要してきた／しているその場の中で、それまでその場が拒絶してきた「別」の声を聞くこと、「別」の声を受け入れることは場の踏み越えである。

　しかしこの踏み越え、この違反において初めて、「別」の声、「わたしの」声が選択されるのだ。「わたしの声」を選択することは、場を侵犯し、場を切開すること、「新しい」場を構築していくことである。むしろ OD はあえて場の規範を壊すことで「わたしの声」を呼び起こし生起させようとさえする。

　これをセイックラは「脱中心化」と呼ぶ。成功した OD では「治療者は、会話の複数のレベルで脱中心化をおこなっていました。分析してみた結論としては、〈ポストモダン〉の治療は他の治療モデルとは異なっていました。それは「あえて介入しないポジションをとる」というよりも、むしろ「積極的に脱中心化を目指している」ということです」(セイックラ 2015：129)。場が命令する「正しい」モノローグを転覆させるために治療チームはミーティングに「多声的ディスクール」(セイックラ／トリンブル 2015：169) を用いる。それは、一つの／正しい／中心の／準備されたディスクールではなく、無数の／矛盾する／周縁の／生起するディスクールに場を与えることである。治療チームは「中立的な立場から受容と傾聴に徹するのではなく〔……〕積極的に話題を広げたり迂回させたり」(セイックラ 2015：129、傍点引用者) もする。セイックラは言う。「私たちが理解するポストモダン理論においては、いかなるタイプのディスクールも使用を禁じられていません。むしろそれは、いかなるディスクールに対しても、真理の主張を独り占めすることを許さない考え方です。あることを説明しようとして、究極的には相容れないはずの理論どうしを採用することだってありえます」(セイックラ／トリンブル 2015：168-169、傍点引用者) と。「相容れないはずの」理論どうしを採用し、

適切な声音や言葉遣いという場の作法を攪乱し、OD は、場のモノローグ的静けさに対立する無限にポリフォニックなざわめきを生起させていくのだ。そしてこのざわめきの中で、これまで声を殺してきたすべてのわたしたちは、「別の声」が聴き入れられ、拒絶されずにダイアローグを構成したこと、治療チームのメンバーが「生身の」一人として、自分と共にダイアローグの中にいるのだということ、そして自分自身がダイアローグの一員として受け入れられたことを知るのである。

　このようにして全員の、つまりポリフォニーを生み出す無数の声の間でダイアローグは続いていく。このすべての声に開かれた多声性＝ポリフォニーが OD の地平である。それはあらゆるものがそのままここに存在してよいのだという強いメッセージである。病むものは病むままに、適切さに従属するものは従属するままに、不適切なものは不適切な声を、一つに纏らないままの彼の小さな声のざわめきを、すべてのわたしたちは発してよいのだ。わたしたちは、わたしたちすべてに要求される同一性を捨て、目の前にいる他者において新しく生起する生きた声を受け取り、その声によってわたしにおいて新しく生起するそのつどのざわめきを生きてよいのだ。「治療チームの仕事は、このような、かつて語られたことのない新しい意味を受け入れる余地を広げていくことなのです。〔……〕状況が共有され、そこに複数の声が加わってくると、これまでにない新たな可能性が生まれてきます」（セイックラ／トリンブル 2015：163、傍点引用者）。

　ポリフォニーを生起させ、「中心」を去勢し、予期できない「別の声」に権利を明け渡し、その声に応えるという形でそのつど立ち上がる発話の連続的ダイナミズムに場を委ねていくことは、その場のダイアローグを、まだ書き込まれていない空白に開放していくことに他ならない。それは、OD のネットワークメンバーと治療チームの全員が、それまでの自らの「中心」を共に手放していくという体験でもある。いや、OD だけではない。向き合うダイアローグの中でいつでも私たちは場に占拠されたこの世界をリセットし、世界から与えられた私自身の名前を宙吊りにし、空白の、まだ見たことのない景色へと踏み出していく。OD であれ哲学カフェであれ、あらゆるダイアローグの空間はいつでも、このわれわれの世界を共同の漂流の場所にするの

だ。そしてこの漂流する連帯において、一つの中心に再帰する「モノローグの袋小路」の代わりに絶えず「新たな理解」が、「新しい言葉」が、「新たな見方」が、「新しいナラティブ」が、「新たな意味」が、そして「新たな可能性」が生まれる。いつでもこのここで、名前のないこの場所で、無数のざわめくポリフォニックな声たちの中で、そのつどの occupied された場を踏み越えてこの日常世界を無限に開き続けていくダイアローグの空間の中で、わたしはわたしのこの友と共に、わたし自身に初めて出会い続けていくのである。セイックラは言う。「かくして危機は、自己と世界を構成する物語、アイデンティティ、関係性といった"織物"を織り上げ、あるいは織り直すための、またとないチャンスとなるでしょう」（セイックラ／オルソン 2015：95）。

　そして「病」は癒えていくのだ。

文　献

ED：Habermas, J.（1991）*Erläuterungen zur Diskursethik.* Suhrkamp.（ユルゲン・ハーバーマス（2005）『討議倫理』清水多吉／朝倉輝一訳、法政大学出版局）

セイックラ、ヤーコ（2015）「精神病的な危機においてオープンダイアローグの成否を分けるもの——家庭内暴力の事例から」、斎藤環著・訳『オープンダイアローグとは何か』医学書院、117-147 頁

セイックラ、ヤーコ／メアリー・E・オルソン（2015）「精神病急性期のオープンダイアローグによるアプローチ——その詩学とミクロポリティクス」、斎藤環著・訳『オープンダイアローグとは何か』医学書院、81-115 頁

セイックラ、ヤーコ／デイヴィッド・トリンブル（2015）「治療的な会話においては、何が癒やす要素となるのだろうか——愛を体現するものとしての対話」、斎藤環著・訳『オープンダイアローグとは何か』医学書院、149-181 頁

11　レヴィナスと
　　　オープンダイアローグ

村上靖彦

1　序に代えて

　何年か前に、ある印象的な会に出席した。性暴力の加害者と被害者がとも
に参加し語り合う会である。その会ではトム・アンデルセンのリフレクティ
ングの手法が用いられていた。一方のグループには被害者の母親1人と4人
の（性暴力加害者へのセラピー経験のない）援助職や市民とファシリテータ
ー、他方のグループには加害者1人と4人の（性暴力加害者へのセラピー経
験のある）援助職とファシリテーター、という二つのグループがそれぞれ経
験について語り、それを大きく取り囲む仕方で数十人の見学者がいた（フロ
アの見学者のなかにいらした性暴力の加害者と被害者の双方が複数発言した
ことで、その場所全体に双方が立ち会っていらしたことが分かった）。この
場面はオープンダイアローグではないが、リフレクティングをとりいれたミ
ーティングであったこと、立場の異なる当事者が結論をだすことなく対話を
し続けたことからオープンダイアローグを想起しながらその場に参加してい
た。

　緊張感のある場所で加害者、被害者、援助職それぞれから率直な意見が出
されたことがさらに場所の熱気をあげていたが、もっとも印象に残ったこと
は最終的に加害者の語りと被害者の語りはどこかすれちがってしまうという
ことであった（加害者の方たちも真摯に語っており、会場でその勇気が称賛
されていたのだが）。しかしにもかかわらず、あるいはそれゆえにこそ、こ

のような立場を共有できない人たちのあいだの結論を出すことがない対話は極めて重要であるという実感をえることができた。一つの結論に収斂(しゅうれん)することなく不確実な対話に耐え続けることで得られる成果がある。

2　顔とオープンダイアローグ

　本論のテーマはオープンダイアローグとレヴィナスである。セイックラ自身がレヴィナスを引用することもあり、両者は近しいと感じられるであろう。しかし実際にはそれほど簡単ではない。たとえばレヴィナスは「対話dialogue」という言葉を使うことがほとんどない。『全体性と無限』では1箇所である。『存在の彼方へ』では20箇所近いが「対話」は批判対象である。「対話 entretien」はどちらの著書にも登場しない[1])。そのかわりにレヴィナスが使うのは「言説 discours」である。さらにいうと、レヴィナスが考えた対人関係の核はあくまで二者関係であって、当事者と家族と複数のセラピストが語り合うオープンダイアローグの枠組みはレヴィナスの想定外であろう。

　では、どの点において両者が交差するのか。レヴィナスの中期と後期では他者論の枠組みが大きく変化するのだが、セイックラ＆アーンキルが念頭に置いていたと思われる中期までの他者論をもとに考えていきたい。中期も後期も「倫理」が問われているのだが、中期が言語的な関係をもとに構想されているのに比べて、後期は（「語ること」という用語にもかかわらず）具体的な対話関係ではなく言語以前の身体的な関係が描かれているように読めるので、（引用は後期の対談からだが）中期レヴィナスの発想に言及したセイックラ＆アーンキルの選択はうなずける。

　『全体性と無限』は、「顔の現前」、「絶対的な責任」といった言葉遣いで語られる極端な主張を行ったことで知られる。「義務は果たされるに従っていや増す」（Lévinas 1961/1990: 274）というのだ。顔の現前はいやおうなく応答すること、そして贈与（あるいは殺人の禁止）を命令する。このような関係をレヴィナスは「対話」ではなく「言説」と呼ぶ。

---

1)　この点については石井雅巳氏から有益なご教授を頂いた。

彼〔レヴィナス〕によると、他者はいつも自己の経験の外部に存在している。ブーバーと違って、彼は自己と他者との関係は対称的ではないと考えた。完全な相互理解は不可能なのである。自己は、他者についての究極的な知を手にすることはできない。レヴィナスによれば、自己と他者との関係の非対称性こそが根源的なことである。他者とはいつも、自己が理解できること以上の存在なのだ。他の誰も自己の位置を占めることができないので、自己は他者に対する譲渡不可能な責任をもっている。この責任性は、他者への**応答**〔*responding* to the Other〕を意味している。(セイックラ／アーンキル 2016: 106)

　エマニュエル・レヴィナスが強調したように、他者はいつでも、私たちの理解を超えた存在です。こうした他者性ゆえにこそ、私たちにとって対話は可能でありかつ必要なものとなるのです。(Seikkula & Arnkil 2014: 6)

セイックラ＆アーンキルにとってレヴィナスの他者は、不可知な存在、そしてそれゆえにこその応答を要請する存在として捉えられていたことがわかる。それ自体は（『全体性と無限』の時期を想定するならば）教科書的で穏当な提示である。

　このような他者像はオープンダイアローグにおける「不確かさに耐えること」とかかわるように思える。対話の相手の語っていることの内実を真に理解することはできないかもしれない（当事者にとっても、家族にとってもセラピストにとってもそうであろう）。しかしそれでも対話を続けることが大事であるというオープンダイアローグの主張は、「共約不可能な絶対的な他者」がもたらす「言説」というレヴィナスの概念を（いささか想定を超える仕方で）具体化したものであるように思える。レヴィナスが「平和」と呼ぶものはまさに立場を異にしたとしても暴力に訴えることがない、言葉を紡いでいくような対人関係のことであろう。

しかしこの絶対的な他者との暴力なき平和な関係が維持されるのだ
　　（Lévinas 1961/1990: 214）

　　　非暴力、それは〈同〉〔＝自我〕と〈他〉の複数性において維持され
　　る。それが平和である。（Ibid.: 221）

　そして冒頭の性暴力の会のエピソードはまさにそのことを私に思い出させ
るものであった。哲学研究のなかでは、単純に「相手の心を覗(のぞ)くことはでき
ない」というようなニュアンスで了解不可能な他者が理解されがちかもしれ
ないが、おそらく戦争と人種差別、ショアーを経験したレヴィナスが想定し
た他者の異他性は抽象的なものではない。和解することができない相手との
あいだで、にもかかわらず対話を続けるような場面でも成立するはずのもの
である。

3　師としての他者

　しかしここではさらに一歩踏み込んでみたい。セイックラとアーンキルの
想定を超えてオープンダイアローグとレヴィナスとのあいだにどのような共
鳴を考えることができるのかを考えてみたい。とりあげたいのは、「顔」と
呼ばれたレヴィナスの概念である。「顔」は「教え」と「貧しさ」という二
重の方向に意味付けられていた。

　　　教えとは師が生徒に生徒がまだできていないこと〔分かっていないこ
　　と〕をもたらしうる言説である。教えは〔ソクラテスの〕産婆術のよう
　　に働くわけではない。そうではなく無限の観念による自我の問い直しを
　　続ける。（Lévinas 1961/1990: 196）

　レヴィナスは何度もソクラテス的な問答を批判し、「教え」を対立させた。
ソクラテスの問答は、プラトンの『メノン』に登場する奴隷の少年で知られ
ている。ソクラテスの導きで問答を繰り返しているうちに、数学を学んだこ

とがないはずの少年は幾何学の定理の証明に成功するのである。ソクラテス＝プラトンはもともと少年のなかに真理のイデアが刻み込まれていたからだと考えた。これに対して、レヴィナスにとっての「教え」は、絶対に自分では気づき得ない、未知のものが外部からもたらされることである。そして「教え」は幾何学の定理のような知識にかかわる内容を教えるわけではない。相手の存在自体が、贈与や殺人の禁止を要請する、つまり相手の尊厳を守らなければならないという倫理を教えるのだ。

　家族にとっての当事者の言葉、当事者にとっての家族の言葉、支援者にとっての当事者や家族の言葉は、自らが想像し得ない未知のものをもたらす。そしてそのような予想を超えた言葉を引き受けるときにのみ「教え」あるいはオープンダイアローグにとっての対話もまた成り立つであろう。聞き手が引き受けること、たとえ相手を理解し尽くすことはできないとしても当事者が何を考え、何を望むのかを周囲が知ろうとすることは、支援の現場において非常に大事なことであるが、このことがこのような「教え」「対話」において開かれる。対話とは、未知のもの、自分の想定を超えるものを受け止める。その意味で対話の相手はつねに師匠なのであろう。

4　貧しい他者

　レヴィナスは「倫理的な関係は自我を問いただす」（Lévinas 1961/1990: 213）と繰り返し語る。自我の正当性を「問いただす」ということであり、支援の文脈に置き換えるなら支援者に自らの先入観とステータスを脱ぎ捨てることを迫るということでもあろう。

　しかしレヴィナスの顔にはもうひとつ別の側面がある。

　　　この〔自分自身の現前への〕立会いは、〔……〕〔他者がその〕悲惨さと高さから私にかかわる誘いかけである。（Ibid.: 218）

　　　顔は顔の裸性において、貧者かつ異邦人としての赤貧を私に提示する。ところでこの〔他者の顔の〕貧困と流謫は、私の力に訴えかけ私をねら

う〔……〕。(Ibid.: 234)

『全体性と無限』の謎の一つは、他者が教えをもたらす師であるとともに、貧しい異邦人でもあることだ。このテーゼを私自身長い間、実感に落とし込めなかった。しかし最近になって看護の現場や極度の貧困地区での子育て支援のフィールドワークをするなかで出会う言葉とリンクすることで、初めて理解できるようになった。支援者はしばしば支援の対象となる当事者や患者から「教えられる」と語る。そこから師としての「他者」を「当事者」に置き換えて読むと理解できるということに気がついた。

　　私この食堂やりながらね、子どもたちもそうですけど、「あの親はもうとんでもない親や」と言われてるお母さんたちからね、いろんなこと教えてもらってるっていうのがね、ほんまのところで。子どもたちに私がかかわるなかでいろんなことを教えてもらってるんかなっていうのはあります。(にしなり☆こども食堂の川辺康子さん)

　　僕たち、人とかかわる人間は、何ていうのかな、見えないものを見ようとする時間とか、聞こえない声にどう耳を澄ますのかとか、耳を傾けるのかっていう感性を、どうもつのかっていうことを教えられたような気がしたんです。全部子どもから教えられてて。(大国保育園西野伸一さん)

支援者たちと話をしていると「お母ちゃんたちから教えられた」「子どもから教えられた」というセリフにしばしば出会う。外から見ると、支援者が、困窮し何か問題も起きている子どもや母親を助けているのであるが、支援者は「教えられた」と語るのだ。「教えられる」と支援者が語りうるのは、本当の支援が行えたときのみである。おそらく当事者と権威関係がないフラットな状態を作り出して、複数の当事者の自発的な語りを聴いた場面で効果的な介入が可能になる。当事者はそれぞれの困難をもっている。当事者はその「赤貧」において「高さ」をもつ人として支援者を呼び、支援者に応答を迫

る。この応答の要請において当事者は支援者に「教える」。これが責任（応答可能性）ということの意味なのだろう。

　私が出会う西成の支援者たちはちょっとしたサインのなかに子どもや母親のSOSを感じ取ると、しばしば即座に家まで訪問する。しかも暴力や生命の危機がかかわりそうな場合は複数で訪れて話を聞くこともあるようだ。彼らの多くは同じコミュニティーの住人であり、もともとフラットな関係にある。「即座に」「家で家族とともに」「複数の支援者が」隣人として「フラットな立場で」「話を聞く」、言うまでもなくこれはオープンダイアローグの枠組みそのものであり、セツルメントの伝統がある西成では数十年前からこのことが行われてきている。

　オープンダイアローグは当事者と支援者のあいだのフラットな関係を強調するが、実は危機的な状況にある当事者こそが「師」となるという逆説が含意されているのかもしれない[2]。おそらくオープンダイアローグが強調するフラットな関係の先には（理念として）当事者自身が主体となる運動がある。

　「教えられた」という言葉が自然に出るような支援の関係とは、支援者が未知のものへと開かれていること、そのつど異なるニーズをまえにしてマニュアルを超えた思考を巡らせていること、当事者の痛みに対する感受性を持ち、フラットな位置へと降りられること、このようなことを含意するのだろう。師である貧者が高みから私に教えるとき、（支援者であったはずの）「私」は低い位置に身をおくことになる。

5　タルムードとオープンダイアローグ

　レヴィナスにおける教えをもたらす赤貧の他者のモデルとなったイメージは、おそらく彼がタルムード（旧約聖書の釈義を綴ったユダヤ教の文書）を学んだモルデカイ・シュシャーニの姿であろう。シュシャーニは終戦直後の

2）ただしオープンダイアローグは医療職があくまでプロの支援者にとどまる設計をもつ。支援者の立場を捨ててはいないし医療制度の枠内でのみ成立する。この点は、たとえば当事者が研究者となりしばしばファシリテーターをする当事者研究や、精神障害の当事者が作り出し、普及を担ってきたWRAP（元気回復行動プラン）などとは大きく違う。

ある日突然、路上生活者のような身なりで（世界中を放浪していたのでもしかすると本当に路上生活をしていたのかもしれない）、レヴィナスの家の門を叩いてそのまま数年間レヴィナスの家に住み着いたのだった。

　実はレヴィナスのテキストのなかでオープンダイアローグのイメージに近いのは顔について語った倫理の場面ではなく、シュシャーニから学んだタルムードとその読解について語る場面である。ここには二重の類似がある。

　ユダヤ教の宗教実践の重要な部分は、タルムードの釈義から成り立っている。これは同時に法律家（ラビ）の議論の集積でもある。つまりタルムードをめぐる対話は宗教実践であり、かつ道徳の実践でありかつ司法でもある。つまり共同体の生成そのものを担う中核的な場である。

　まずタルムードの学習においては、読者が過去のラビ（タルムード学者）たちによる聖書（トーラー）の注釈と対話し、新しい意味を産出する。

　　〔トーラー（＝旧約聖書）の〕解釈は本質的にこのような〔未聞の意味を生み出せとの〕要請を伴っており、かかる要請なしには〔聖書という〕言表の織物に内属する〈語られざること〉はテキストの重みに圧殺されて消失し、文字のなかに埋没してしまうであろう。こうした要請は〔聖書を読み議論する〕数々の人格から発する。眼をみはり耳をそばだて、抜粋の出所たる筆記＝聖書の総体に留意し、さらには生にも——街や通りや他の人々にも——同様に開かれた人格から発する。かけがえのない唯一者として、その一人ひとりが記号から意味を、それもそのつど比類ない意味を引き剥がしうるような人格たちから発する要請であり、また、有意味なものの意味作用の過程に彼ら自身も属しているような人格たちから発する要請なのだ。（レヴィナス 1996: 183）

　学習の場であるイエシヴァそしてテキストであるトーラー〔旧約聖書〕とその解釈〔タルムード〕は、学習者全員そして過去のタルムード学者にとっての我が家である。時間を超えて新たな意味を産出する対話の場は果てしなく開かれたものであり、オープンダイアローグを描く比喩となりうる。

　さらにもう一つの側面は、イエシヴァにおけるタルムードの読解は、複数

の学習者と師による終わりのない対話というしかたで進められることである。聖典の解釈という形を取りながらつねに喫緊の現実の問題について語る。このように複数の人による対話が現実の問題をめぐって新たな意味の産出を行う。

　タルムードについてレヴィナスが語るとき、彼はしばしば対話と注釈を重ねる多様な人格と多様な意味産出について言及する。一つの結論に固定することなく多様な人物が一つの結論に収斂することなく終わりのない対話を続けるというレヴィナスのタルムード観（これはレヴィナスの歴史哲学でもある）は、セイックラやアーンキルがレヴィナスを引用したときの意図を超えて、むしろオープンダイアローグとレヴィナスの近さを示す。タルムード学習から考えたときには、参加者それぞれが自分の背景にある歴史をふまえて、それぞれが意味を産出し、しかもそのどれもが尊重されるがゆえに参加者の声がかき消されることがない。新しい多元的な意味の産出の場としてオープンダイアローグを考えるためのイメージの補助線となるであろう。

　「書物＝聖書」という媒介を要請するレヴィナスの議論をオープンダイアローグと結びつけようとするのは奇異に響くかもしれない。しかしレヴィナスにおいて書物とは外傷的な出来事を引き受けるための比類ない手がかりなのだ。「書物＝聖書」とは、言葉を途絶させるような状況においてもなお対話が生まれるために必要な基盤のことなのである。

　　ネモ：ひとはどのようにしてものを考えはじめるのでしょうか。〔……〕
　　レヴィナス：たぶん、言葉という形ではおよそ表現しえないような外傷
　　　や手探りから始まるのでしょう。例えば、別離、暴力の場面、時間の
　　　単調さを突然自覚することといったものです。このような最初の衝撃
　　　が疑問や問題と化し、思考する機会を与えるのは〔……〕書物を読む
　　　ことによってです。（レヴィナス 2010: 15-16）

　暴力や別離——精神障害者の当事者の人たちにとっても同じように何かしら出発点に横たわるであろう苦痛——を思考するために、リトアニア出身のユダヤ人であるレヴィナスは書物〔聖書〕を必要としていた。なぜならばそ

れが無意味から意味を産出し直すための特権的な場所だからである。言うまでもなく、私たちにとっては開かれた対話の場と言葉への信頼こそがこのような場所となる。

文　献

Lévinas, E.（1961/1990）*Totalité et infini, essai sur l'extériorité*. M. Nijhoff. coll. «Livre de poche»（エマニュエル・レヴィナス（2005/2006）『全体性と無限』上・下、熊野純彦訳、岩波文庫）

Lévinas, E.（1982）*L'au-delà du verset*. Minuit.（エマニュエル・レヴィナス（1996）『聖句の彼方　タルムード――読解と講演』合田正人訳、法政大学出版局）

Lévinas, E.（1984）*Éthique et infini*. Livre de poche.（エマニュエル・レヴィナス（2010）『倫理と無限――フィリップ・ネモとの対話』西山雄二訳、ちくま学芸文庫）

Seikkula, J., & Arnkil, T. E.（2006）*Dialogical Meetings in Social Networks*. Karnac.（ヤーコ・セイックラ／トム・E・アーンキル（2016）『オープンダイアローグ』高木俊介／岡田愛訳、日本評論社）

Seikkula, J., & Arnkil, T. E.（2014）*Open Dialogues and Anticipations: Respecting Otherness in the Present Moment*. National Institute for Health and Welfare. （ヤーコ・セイックラ／トム・アーンキル（2019）『開かれた対話と未来――今この瞬間に他者を思いやる』斎藤環監訳、医学書院）

おわりに──すべての思想を対話に置き換えること

斎藤 環

　オープンダイアローグ（以下 OD）が日本に紹介されて 7 年、筆者が入門書『オープンダイアローグとは何か』（医学書院、2015）を上梓してから 5 年が経った。この間、オープンダイアローグ・ネットワーク・ジャパン（ODNJP）が発足し、トレーニングコースが実施され、いくつものシンポジウムが開催された。日本の専門家の間でも、OD の認識はかなり定着しつつあるように思われる。

　OD の導入は日本の精神医学界にとって「黒船」である、と指摘されたことがある（岩井圭司「特集にあたって」『精神科治療学』（特集 オープンダイアローグと精神科臨床）33 巻 3 号、2018）。これは端的に言えば、精神療法的アプローチで統合失調症を改善するという長年の夢を、フィンランドの辺境から来た対話実践がいともあっさりと実現してしまった衝撃ゆえ、である。かつて、精神病理学が全盛だった時代には、あたかも解決不可能なアポリアとして、ほとんど崇高なまでの位置付けを独占していた「精神分裂病」が、ただの「対話」で治ってしまうということ。まだ事実とは思えない、フィンランドではうまくいっても日本ではどうか、そんな懐疑もくすぶってはいるが、筆者らはすでに複数の成功事例を経験している。薬物も入院もなし、ただの対話を続けることで、目の前の患者の幻覚や妄想が消えていくさまを繰り返し経験してしまうと、精神病理学や精神薬理学の営々たる蓄積は一体何だったのか、という思いに駆られてしまう。繰り返すが、対話で統合失調症が改善するのは、単に臨床的な事実である。海外ではすでにエビデンスがあるが、いずれ日本もこれに追随することになるであろう。

　ところで、オープンダイアローグを支える「思想」は、本書で石原が紹介しているように、かなり素朴なものが多い。システム論的家族療法、ナラティブ・アプローチ、そしてバフチンの対話主義。ポストモダン的とは言いつ

つも、デリダもドゥルーズもほぼ出てこないし、あえて出すまでもない。世界最先端の精神医療システムを支える思想は、けっこう緩くて素朴なものなのである。これは OD の出自を考えれば容易に理解されるだろう。フィンランド・西ラップランドの小都市で、必要に迫られ、ありあわせの理論と技法を寄せ集めて、いわばブリコラージュとして編み出されたのが OD なのだ。理論として素朴なのは当然である。現場の臨床家に高度な人文知を求めるのは、現場のエンジニアに高度な物理理論を求めるに似て、あまり意味のある行為ではない。

　筆者の考えでは、思想には二つの方向性がある。切断的・排除的な思想と、連続的・包摂的な思想（ここで言う「排除」「包摂」には政治的な意味はない）。前者にはラカンやデリダが対応し、後者にはユングや西田幾多郎があてはまると言えば、なんとなく感じはつかめるであろう。ドゥルーズは後者ともみえて、実は前者の要素が多いと指摘したのは哲学者の千葉雅也だった（『動きすぎてはいけない──ジル・ドゥルーズと生成変化の哲学』河出書房新社、2013）。あるいは國分功一郎の『中動態の世界──意志と責任の考古学』（医学書院、2017）がケアの業界に大きなインパクトをもたらしたのは、おそらく後者の要素ゆえであろう。ちなみに本書にも寄稿している松本卓也の言う垂直方向と水平方向という区分は、これに近い。

　思想として「先鋭的に見える」のは前者であろう。思想や哲学が言語の分節／切断機能に依拠する以上、これは当然のことである。たとえばラカンに魅了される精神科医や心理士の多くは、実用性以上にその言説の鋭利な切れ味に魅了されている者が多いように思う。むろん私もその一人ではあったが、その鋭利さを臨床においては有害であり得るという懸念は一貫してあった。中井久夫も述懐しているように、ラカンの「机の前に座って、患者を実験動物のように見下ろしているイメージ」（村澤真保呂ほか『中井久夫との対話』河出書房新社、2018）は否定すべくもない。ならば治療やケアの思想は後者、すなわち連続性と包摂性を目指すべきなのか。一概にはそうとも言えない。後者の思想はスピリチュアルやオカルトと親和性が高く、その意味で正統的なアカデミズムからは敬遠されかねないのだ。

　実はラカン自身が、この区分に似た指摘を行っている。脳神経系の作動原

理と、心的因果性との間には「なんらの平行性もない」（「心的因果性について」『エクリⅠ』弘文堂）と述べているのである。筆者はかつて、こうした「平行関係の欠如」について、「主体の二重性」として考察した。それはシニフィアン／コンテクストの対立を端緒として導かれた、ラカン対ベイトソンという記述的二重性でもある。ここから心的現象の「記述法」として、PS（Psychoanalytic Subject：精神分析的主体）と OS（Organic Subject：器質的主体）という記述概念を仮定したのである（『文脈病――ラカン／ベイトソン／マトゥラーナ』青土社、1998）。これはそうした「主体」が「存在する」という意味ではなく、心的現象はこのいずれかの側からしか記述できない、という意味である。

　切断的な思想は、厳密には PS についてしか記述できない。すると言語の機能的制約によって、たとえば「文脈」「学習」「プロセス」「身体」については語りえないか、厳密さを大幅に犠牲にする必要がある。いっぽう連続的な思想は、これらの概念について OS の作動として饒舌に語るであろうが、「欲望」「反復」「固有性」「欠如」などについては、ほぼ語る言葉を持たない。これはおそらく「脳科学」の制約とも重なる。

　現時点で OD を支えているのは、上述したような連続的な思想とみなされているようだ。確かに OD は文脈と起源を、感情と身体性を重視する。いずれも対話において重要な要素であることは間違いない。しかし忘れてはならない、対話とは、まずなによりも「言葉」である。私はかつて次のように書いた。「精神分析が言葉をメスとして用いるというのなら、オープンダイアローグは言葉を包帯として用いるのです」（『オープンダイアローグとは何か』）と。「包帯」という比喩が十分とは言えないが、ここは言葉の持つ相矛盾する二つの側面として理解されたい。

　対話は「つながり」でも「ハーモニー」でもなく、かといって「分析」でも「解釈」でもない。その意味で OD には、「言葉」と「対話」が本来持っていたであろう、「切断しつつ包摂する」機能、「距離をとりつつ親密にする」機能、「洞察とともに忘却させる」機能、そして「告白とともに隠蔽する」機能が、最大限に活かされているのだ。

　筆者が知る限り、「対話」がはらむこうした逆説について、「哲学」や「思

想」はまだ十分に語り得ていない。その意味で「対話の哲学」は、いまだ未開のフロンティアとして、私たちの目前に広がっている。本書が、そのフロンティアに歩を進めるために必要な装備となり、その装備がいずれ臨床の知恵に置き換わるであろうことを祈念しつつ擱筆する。

人名索引

事項索引

編著者紹介（執筆順）

石原孝二（いしはら こうじ）［編者］
東京大学大学院総合文化研究科 教授。専門は科学技術哲学、精神医学の哲学。著書に『精神障害を哲学する——分類から対話へ』（東京大学出版会、2018 年）、『当事者研究の研究』（編著、医学書院、2013 年）、『シリーズ精神医学の哲学』（全 3 巻、編集代表、東京大学出版会、2016 年）。

斎藤 環（さいとう たまき）［編者］
筑波大学医学医療系 教授。専門は精神医学、精神保健学。著書に『社会的ひきこもり——終わらない思春期』（PHP 新書、1998 年）、『オープンダイアローグとは何か』（著・訳、医学書院、2015 年）、『オープンダイアローグがひらく精神医療』（日本評論社、2019 年）。

野村直樹（のむら なおき）
名古屋市立大学大学院人間文化研究科 特任教授・名誉教授。専門はナラティヴ・コミュニケーション研究。著書に『やさしいベイトソン——コミュニケーション理論を学ぼう！』（金剛出版、2008 年）、『ナラティヴ・時間・コミュニケーション』（遠見書房、2010 年）、『みんなのベイトソン——学習するってどういうこと？』（金剛出版、2012 年）。

野口裕二（のぐち ゆうじ）
東京学芸大学名誉教授。専門は臨床社会学、医療社会学、福祉社会学。著書に『物語としてのケア——ナラティヴ・アプローチの世界へ』（医学書院、2002 年）、『ナラティヴの臨床社会学』（勁草書房、2005 年）、『ナラティヴと共同性——自助グループ・当事者研究・オープンダイアローグ』（青土社、2018 年）。

矢原隆行（やはら たかゆき）
熊本大学大学院人文社会科学研究部 教授。専門は臨床社会学。著書に『ナラティヴからコミュニケーションへ——リフレクティング・プロセスの実践』（編著、弘文堂、2008 年）、『リフレクティング——会話についての会話という方法』（ナカニシヤ出版、2016 年）、『対話がひらく——こころの多職種連携』（共著、日本評論社、2018 年）。

河野哲也（こうの てつや）
立教大学文学部 教授。専門は哲学、倫理学。著書に『意識は実在しない——心・知覚・自由』（講談社選書メチエ、2011 年）、『じぶんで考えじぶんで話せる——こどもを育てる哲学レッスン』（河出書房新社、2018 年）、『人は語り続けるとき、考えていない——対話と思考の哲学』（岩波書店、2019 年）。

松本卓也（まつもと たくや）
京都大学大学院人間・環境学研究科 准教授。専門は精神病理学。著書に『人はみな妄想する——ジャック・ラカンと鑑別診断の思想』（青土社、2015 年）、『症例でわかる精神病理学』（誠信書房、2018 年）、『創造と狂気の歴史——プラトンからドゥルーズまで』（講談社選書メチエ、2019 年）。

山森裕毅（やまもり ゆうき）
大阪大学 CO デザインセンター 特任講師。専門は哲学、記号論。著書に『ジル・ドゥルーズの哲学——超越論的経験論の生成と構造』（人文書院、2013 年）、『ドゥルーズ』（共著、河出書房新社、2015 年）、『ドゥルーズの 21 世紀』（共著、河出書房新社、2019 年）。

五十嵐沙千子（いがらし さちこ）
筑波大学人文社会系 准教授。専門は哲学、現代思想。著書に『この明るい場所——ポストモダンにおける公共性の問題』（ひつじ書房、2018 年）、『他者性の時代——モダニズムの彼方へ』（共著、世界思想社、2005 年）、『新科目「公共」を考える』（共著、ひつじ書房、2020 年）。

村上靖彦（むらかみ やすひこ）
大阪大学大学院人間科学研究科 教授。専門は現象学的な質的研究。著書に『在宅無限大——訪問看護師がみた生と死』（医学書院、2018 年）。『ケアとは何か——看護・福祉で大事なこと』（中公新書、2021 年）、『交わらないリズム——出会いとすれ違いの現象学』（青土社、2021 年）。

オープンダイアローグ　思想と哲学

2022 年 3 月 24 日　初　版

［検印廃止］

編　者　石原孝二・斎藤　環

発行所　一般財団法人　東京大学出版会

代表者　吉見俊哉
153-0041　東京都目黒区駒場4-5-29
http://www.utp.or.jp/
電話 03-6407-1069　Fax 03-6407-1991
振替 00160-6-59964

組　版　有限会社プログレス
印刷所　株式会社ヒライ
製本所　誠製本株式会社